U0346075

国医大师李今庸医学丛书

李今庸中医科学理论研究

李今庸／著

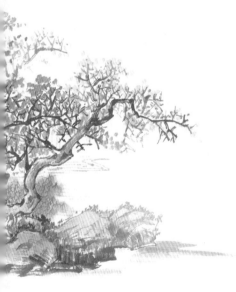

中国中医药出版社

·北京·

图书在版编目（CIP）数据

李今庸中医科学理论研究 / 李今庸著. —北京：
中国中医药出版社，2015.1
（国医大师李今庸医学丛书）
ISBN 978 - 7 - 5132 - 1992 - 1

Ⅰ.①李… Ⅱ.①李… Ⅲ.①中医学—研究
Ⅳ.①R2

中国版本图书馆 CIP 数据核字（2014）第 189700 号

中 国 中 医 药 出 版 社 出 版
北京市朝阳区北三环东路 28 号易亨大厦 16 层
邮政编码   100013
传真   010 64405750
廊坊市三友印务装订有限公司印刷
各地新华书店经销
*
开本 880 × 1230   1/32   印张 6.5   彩插 0.5   字数 147 千字
2015 年 1 月第 1 版   2015 年 1 月第 1 次印刷
书   号   ISBN 978 - 7 - 5132 - 1992 - 1
*
定价   20.00 元
网址 www.cptcm.com

社长热线   010 64405720
购书热线   010 64065415   010 64065413
微信服务号   zgzyycbs
书店网址   csln.net/qksd/
官方微博   http://e.weibo.com/cptcm
淘宝天猫网址   http://zgzyycbs.tmall.com

内容提要

《李今庸中医科学理论研究》一书，是当代著名的中医经典理论学家李今庸教授关于《黄帝内经》中医科学基础理论体系和基本学术思想的研究。其内容涉及中医科学的阴阳学说、五行学说、藏象学说、经络学说、营卫气血、精神津液、六淫学说、七情学说、升降学说、运气学说、补法和泻法、疾病的因机证治；心与神的关系、脑病的认识、胆腑的指导意义。其基本学术思想的研究：认为《黄帝内经》中含有丰富的学术指导思想，即具有辩证思维的中医科学理论体系，体现了中国古代"天人合一"的整体论思想，体现了"无病先防，有病防变"的预防医学思想，以及医学世界是一个"变动不居"的过程。书中反映了作者的博学多思和理论造诣的深厚。

该书可供广大中医工作者、全国中医药院校师生、西医学习中医者，以及中医学爱好者学习和参考之用。

作者简介

李今庸（1925—），湖北省枣阳市人，当代著名中医学家、国医大师，现任湖北中医药大学资深教授。临床上通晓中医内、外、妇、儿及五官各科，尤以治疗内科、妇科疾病见长。1957年春调至湖北省中医进修学校（湖北中医药大学前身）任教。先后长期讲授过《黄帝内经》《金匮要略》《难经》及《中医基础学》等。擅长综合运用中医学、校勘学、训诂学、音韵学、古文字学、方言学、考古学、历史学以及避讳等方面的知识，对古代中医药文献及其理论知识进行系统整理。独撰著作有《读医心得》《读古医书随笔》《李今庸临床经验辑要》《金匮要略讲解》《古医书研究》《中国百年百名中医临床家丛书·李今庸》《舌耕馀话》《李今庸医案医论精华》《李今庸讲中医经典》《古籍录语》等；主编有《新编黄帝内经纲目》《金匮要略讲义》《湖北医学史稿》《奇治外用方》《内经选读》《黄帝内经索引》《中医学辩证法简论》等；还发表了《中医药学应以东方文化的面貌走向现代化》《试论我国"天人合一"思想的产生及中医药文化的思想特征》等上百篇论文。1991年起享受国务院政府特殊津贴。为首批全国老中医药专家学术经验继承工作指导老师，2006年获此项继承工作"突出贡献奖"。2013年1月被确定为国家首批老中医药专家中医药传承博士后合作导师。

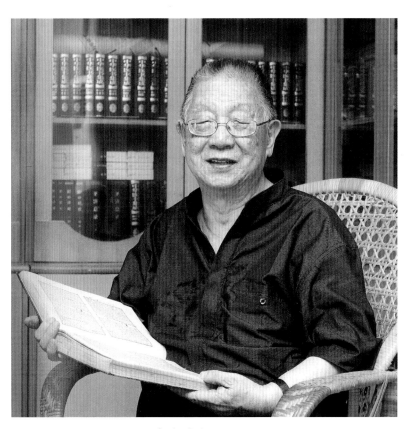

李今庸教授近照

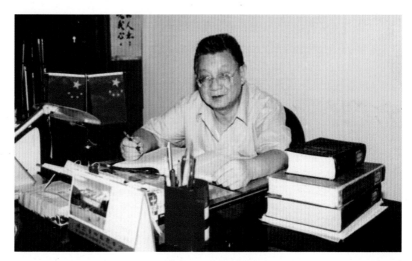

李今庸教授在湖北省中医药学会工作

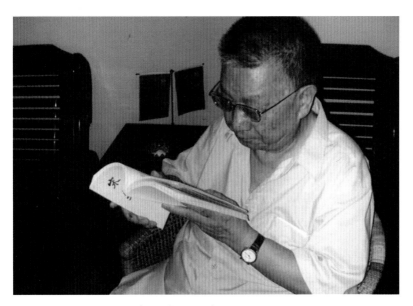

李今庸教授在研读史书

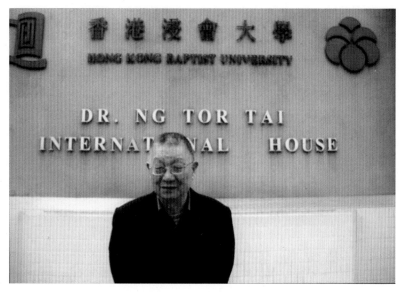

李今庸教授在香港浸会大学讲学期间留影

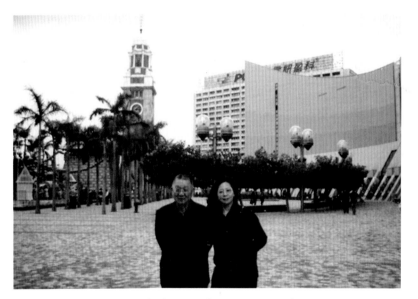

李今庸教授在香港讲学期间与女儿李琳合影

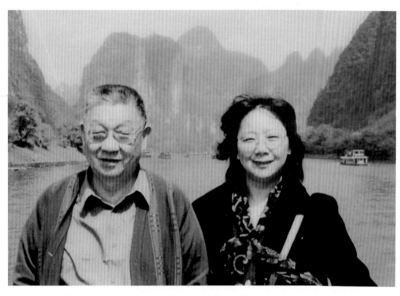

李今庸教授与女儿李琳在桂林合影

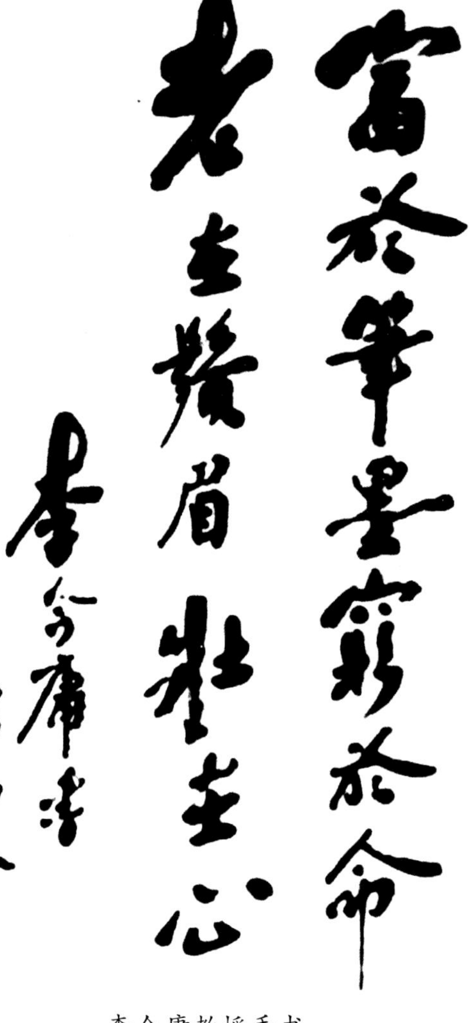

富於筆墨窮於命

老來鬚眉牡�_心

李今庸書
乙酉初冬

李今庸教授手书

李今庸，字昨非，1925年生于湖北省枣阳县（今枣阳市）。当代著名中医学家，国医大师。在中医药各领域均有重要建树，尤以在古典医籍上的研究成就卓著，被誉为"经典王""《内经》王""活字典"。

7岁入私塾，攻读《论语》《孟子》等儒家经典著作，博闻强识，日记千言，常过目成诵。1939年随父学医，并广阅历代各家论著和各科专著。1942～1946年继续习医并侍父临诊。1947年枣阳解放后参加医疗卫生战线工作，1950年独立行医。

1954年到湖北省中医进修学校学习西医课程。1955年调至湖北省卫生厅中医科工作。1957年春，调至湖北省中医进修学校担任教师。湖北省中医进修学校改为湖北中医学院后，继续任教。

1958年，筹建湖北中医学院《金匮》教研组，担任组长，独立编写《金匮讲义》。1963年代理主编全国中医学院第二版试用教材《金匮要略讲义》，将《金匮》学科推向全国。1974年协编全国中医学院教材《中医学基础》。1978年，主编《内经选读》，参与编著高等中医药院校教学参考丛书——《内经》。1987年为光明中医函授大学编写《金匮要略讲解》，2008年该书更名为《金匮要略讲稿》再版发行。

1981 年，在教研室提出了"知识非博不能返约，非深不能至精"的思想。要求教师养成读书习惯和写作习惯。在教研室创建了图书资料库，随时对教师的学习情况进行督促检查。1986 年，组织教研室教师编写《新编黄帝内经纲目》和《黄帝内经索引》，培养出一批较高素质的中医药教师队伍。

在大半个世纪的中医药教学生涯中，形成了适应中医药特点的教育观，主张择人而教、因材施教，注重传授真知和问答教学。要求学生学习中医时必须树立辩证唯物主义和历史唯物主义思维方式，将不同时代形成的医学著作和理论体系置于特定历史时代背景中研究。重视经典著作教学和学生临床实践。主编有《中医学辩证法简论》。1962 年，辅导高级西医离职学习中医班集体写作"从脏腑学说看祖国医学的理论体系"一文，全文刊登于《光明日报》，并被《人民日报》摘要登载、《中医杂志》全文收载，在全国产生很大影响。

治学方法受近代学者、已故湖北中医学院副院长蒋笠庵影响颇深。从 1961 年开始，先后阅读了《说文解字》《说文解字注》《说文通训定声》《说文解字义证》《说文解字注笺》等，又广泛涉猎了雅学、韵书等小学类书籍。博览群书之时，不为古人所囿，常有新解。强调一言之取舍必有于据，一说之弃留必合于理。认为学习古代书籍应以马克思主义哲学思想为指导，用辩证唯物主义与历史唯物主义立场、观点和方法，研究其学术思想和科学价值。

首创以治经学方法研究古典医籍。运用校勘学、训诂学、音韵学、古文字学基本原理，融合方言学、历史学、文献学和历代避讳规律知识，对中医古籍中一些悬而未决的问题进行了深入研究。发表了析疑、揭疑、考释、考义类文章数百篇。其说发前人所未发，澄清了许多历代有争议的疑难问题。其中，《黄帝内经》和《金匮要略》的研究成果已被全国高等中医药院校多版《内经》教材和《金匮》教材引用，并被国家组织编写的中医古籍校释本采纳。

发掘并完善了中医经典理论体系，使散见于历代中医药古籍中的医学理论系统化。研究范围含《素问》《灵枢》《难经》《甲乙经》《太素》《伤寒论》《金匮要略》《神农本草经》《肘后方》《新修本草》《千金要方》《千金翼方》《马王堆汉墓帛书》及周秦两汉典籍中医学部分，对《黄帝内经》《金匮要略》和《难经》的钻研尤深。将每一专题内容分门别类，多者刈之、脱者补之、隐者彰之、错者正之、难者考之、疑者存之，并提出个人新解。

1978～1980年间，作为特邀专家，先后在济南、南京、泰安、福州等地参加了卫生部重点科研项目《黄帝内经素问校释》《灵枢经校释校释》《针灸甲乙经校释》《脉经校释》《诸病源候论校释》《针灸大成校释》等七部古医书的集体审稿定稿工作。著有《读医心得》《读古医书随笔》《古医书研究》《黄帝内经考义》《舌耕馀话》等数十部学术专著。

在70余年的医疗实践中，形成了完整的医学思想，积累了丰富的临床经验。通晓中医内、外、妇、儿及五官各科，擅治疑难疾病，尤长于治疗内科和妇科疾患。在内伤杂病的补泻运用上形成了独特风格，即泻重痰瘀、补主脾肾。善用经方，用药精良，常出奇兵以制胜，强调方不在大，对证则效；药不在贵，中病即灵。著有《李今庸临床经验辑要》《中国百年百名中医临床家丛书·李今庸》《李今庸医案医论精华》等临床专著。

　　形成了个人全面的中医药学术观和临床诊疗观。强调辨证施治是中医药学的独有特征和灵魂，临床上的施治必须以辨证为基础。认为中医药学术具有浓郁的东方特色，含有博大精深的辩证法科学。以整体观、变动观、疾病观等为学理基础，在中医界首先提出了"中医药学应以东方文化的面貌走向现代化"具有开拓性的学术观点。

　　从1976年起，应邀赴北京、上海、南京、南宁、福州、香港、韩国大田等地讲学，传授临床经验，深入开展中外学术交流。

　　毕生关注中医发展，为中医药事业振臂呼吁、鞠躬尽力。

　　1982年、1984年，两次同全国十余名中医药专家联名上书国务院，建议成立国家中医药管理总局，加强党对中医药事业的领导，受到中央领导重视和采纳。1986年，国家中医药管理局成立。其后，又积极支持组建中医药专业出版社。1989年，中国中医药出版社成立。2003年，向中央领导写信陈述中医药学优越性和东方医学特色，建议制定保护和发展中医药的法规。同年，国务院颁布《中华人民共和国中医药条例》。

　　在担任湖北省政协常委及教科文卫体委员会副主任期间，深入基层考察调研，写了大量提案及信函建议。在湖北省第五届政协会议上，提出"请求省委、省政府批准和积极筹建'湖北省中医药管理局'，以振兴我省中医药事业"等提案。2006年，湖北省中医药管理局成立。

　　1986年当选为湖北省中医药学会理事长。此后，主持湖北省中医药学会工作长达二十余年。组织举行"鄂港澳台国际学术交流大会""国际传统医学大会"等各种大型中医药学术研讨会和国际学术交流会议。其间，向省委、省政府致信建议召开李时珍学术会议，成立李时珍研究会，开展相关研究，为全国范围内形成纪念李时珍学术活动氛围奠定根基。主编《湖北中医药信息》《中医药文化有关资料选编》等。

近年来，对中医药学术发展方向继续进行深入思考与研究。认为中西医学不能互相取代，只能在发展的基础上取长补短。必须努力促使西医中国化、中医现代化。先后撰写和发表了《论中医药学的理论体系的构成和意义》《发扬中医药学特色和优势提高民族自信心和自豪感》《试论我国"天人合一"思想的产生及中医药文化的思想特征》《中医药学应以东方文化的面貌走向现代化》《关于中西医结合与中医药现代化的思考》《略论中医学史和发展前景》等文章。

1978年以来，先后参加了全国科学大会、中国科学技术协会全国代表大会等全国重要会议，多次受到党和国家领导人亲切接见。

1991年被确定为全国首批继承老中医药专家学术经验继承工作指导老师，同年获国务院首批政府特殊津贴；1999年获全国十大"国医楷模"称号；2002年获中医药学术最高成就奖；2004年担任国家优秀中医临床人才研修项目专家指导委员会委员；2006年获中医药传承特别贡献奖；2011年被确认为全国名老中医药专家传承工作室建设项目专家；2013年被确认为全国首批中医药传承博士后合作导师。

历任湖北省政治协商会议第四届委员，第五、第六、第七届常务委员及教科文卫体委员会副主任；湖北省科学技术协会第二届委员，第三、第四届常务委员；湖北省中医药学会第一届副理事长，第二、第三届理事长；湖北省老科技工作者协会第二、第三届副理事长。兼任原卫生部、国家中医药管理局重大中医药科学技术成果评审委员会委员，《中华本草》编辑委员会委员，《中国大百科全书·传统医学卷》编辑委员会顾问，高等医药院校中医专业教材编审委员会委员，全国中医学会中医理论整理研究委员会委员，人民卫生出版社中医图书编辑委员会委员，文化部、国家中医药管理局《中华医藏》专家委员会委员，中国中医科学院客座教授、荣誉首席研究员，中华中医药学会终身理事，《中医杂志》编委，全国李时珍学术研究会名誉主委等职。

此《中医科学理论研究》一书内容，主要是关于《黄帝内经》中若干中医基本理论的研究和对《黄帝内经》基本学术思想的研究。同时，论述了中医学的历史发展大致过程，并从文化的角度论述中医药学的发展方向，以及如何动态利用现代检测手段促进中医发展等。其中，关于我国文字学知识之意义，中医古籍整理过程中运用校勘法中的理校法及其理校作用等论述，因属于学习和掌握中医学及整理中医学文献的最基本知识，故一并纳入书中。

湖北中医药大学文献研究室　李琳
2014 年 8 月

目录 / CONTENTS

中医学理论体系的形成

　　《黄帝内经》一书，是我国现存的一部较早的医学古典著作。它详细地论述了中医学有关人体生理、解剖、病因、病机、发病、诊断、治法和预防等方面的知识，集中体现了中医学独特的、系统而完整的理论体系。

一、医药起源于劳动

　　在人类社会的太古时期里，由于生产工具的原始，能获得的食物是很少的，经常受到饥饿的威胁，往往见到什么吃什么，偶然吃到大黄而泻下，吃到麻黄而汗出，吃到藜芦而呕吐，吃到车前而尿多。并且吃到大黄泻下而腹胀减轻，吃到藜芦呕吐而胸闷消失，这样无意识地经过了无数次的实践经验积累，逐渐地并有意识地把它用于医疗来消除人体的不舒，于是产生了原始的古代医药。

　　人们在运用石器工具进行物质生活资料的生产活动中，常无意中被石器撞击到身体的某些部位而消失了某些疾病，如撞击到合谷部而齿痛告愈，撞击到列缺部而头痛遂已，在长期生活实践中，积累了一些运用工具治病的经验，创造了我国古代的"针砭疗法"。《说文解字·石部》说："砭，以石刺病也。"古人在利用火热取暖和烧烤食物以及保存火种的过程中，被火烧伤的事情会常有的。由于人体某一部位的偶然烧伤，竟消除了人体的某一疾病，如烧伤了足三里的部位而腹泻停止，它和"针砭疗法"一样，在经过了无数次以后，被人们加以利用，这就发明了"温灸疗法"。

另外，人们在与毒蛇、猛兽的斗争和部落之间的战争中，常常会发生外伤，因此，用泥土、树叶、口涎等掩敷伤口的外治方法随即产生。以上就是人类最早的医疗活动。

二、巫的产生及其和医疗的关系

在太古时期里，由于生产力的低下，人们的知识贫乏，而对人的分娩、疾病、梦呓、死亡和其他的一些自然现象如风、雷、雨、冻、旱等，都无法解释，于是就认为世界之外另有一种"神灵"在发生作用。有了疾病就认为是鬼神在作怪，遂用祈祷的办法企图请求"神灵"保佑和帮助，来解除疾病。随着生产力的提高，便逐渐地产生了专门从事祷祝一类的"巫师"。到殷商之时，更是被巫教的神学所笼罩。但是，经验医学的本身仍然保留着，并且在和巫祝的激烈斗争中向前发展。

三、我国古代唯物主义哲学思想的产生

周秦时代，由于社会生产力的不断发展，各种自然科学如天文、历法、数学、医学等都取得了相当的成就，这时期产生

了朴素的唯物主义哲学，中医学就是在这种哲学思想指导下发展起来的。这一时期我国一些古代唯物主义哲学家，提出了很多唯物主义的解说。有的用阴阳来解释自然现象的生成和变化；有的认为世界万物是水、火、木、金、土等五种元素所构成；有的提出精气是构成世界万物的基本物质。

（一）阴阳说

阴阳说认为自然界也与人和动物一样，是由两性阴阳产生的。它以"近取诸身，远取诸物"的比类方法，从男女两性的差别，论及人类以外的昼夜、寒暑、牝牡、生死等自然现象和社会现象，并从中抽象出阴阳两个基本概念。所谓"阳"，是指积极、进取、刚强、阳性等特性和具有这些特性的事物；所谓"阴"，是指消极、退守、柔弱、阴性等特性和具有这些特性的事物。世界万物就是在阴阳的运动推移之下发生和发展的，所以说："男女媾精，万物化生。"（《周易·系辞下》）"凡人物者，阴阳之化也。"（《吕氏春秋·恃君览·知分》）"阴阳者，天地之大理也。"（《管子·四时》）

阴阳说首先肯定了世界是物质的，"盈天地之间者，唯万物"（《周易·序卦》）。继而把千变万化复杂纷纭的事物抽象概括为阴阳两方面。探索了事物发展的内在原因，阐明世界万物都在对立统一的矛盾之中，受着阴阳总规律的制约，并由于对立统一的矛盾运动的推动，一切事物都在不断地发生变化、向前发展，而且发展到一定程度的时候，即向自己的对立面进行转化。这种对世界万物生长变化过程的认识，反映了我国古代的唯物论观点和辩证法思想。

（二）五行说

木、火、土、金、水，是人们日常生活中常见的和不可缺少的五种物质形态。人们从生活生产的实践中认识到，世界上凡是单一的东西都是不能发展变化的，世界万物都是由不同性质和作用的木、火、土、金、水五种物质所构成的，这五种物质的不同性质和作用的相互影响是促成世界万物变化发展的动力，事物的变化发展，就是按着这五种物质的不同性质和作用相互关系的规律进行的。这种五行说，和上述的阴阳说一样，既反映了我国古代唯物主义的世界观，也反映了我国古代朴素的辩证法思想。

（三）精气说

精气说认为世界上一切物质都是"精气"所产生，提出"精气"是万物生成之本源的观点。"精气之集也，必有入也，集于羽鸟与，为飞扬。集于走兽与，为流行。集于珠玉与，为精朗（当作'良'）。集于树木与，为茂长。集于圣人与，为夐明。"（《吕氏春秋·季春纪·尽数》）比较正确地说明了万物的物质性及其统一性。后来的许多唯物主义哲学家都继承了这一说法。

四、我国古代哲学和中医学的关系

如上所述，我国古代的阴阳学说和五行学说等哲学思想，影响着我国古代自然科学的发展，中医学理论体系就是在这种哲学思想影响下形成的。我国古代医学家，在这种哲学思想的指导下，用这种朴素的唯物论的认识论和辩证法的方法论，把我国古代散在的、零散的医疗经验加以总结，使之上升为理论，建立了中医学的理论体系，写出了一部伟大的医学巨著——《黄帝内经》，给中医学的发展奠定了基础。

在《黄帝内经》这部著作中，广泛地存在着这种哲学思想的反映。例如，它提出了"精"是构成人体的基本物质，说："夫精者，身之本也。"（《素问·金匮真言论篇》）这种"精"，也是生成人体各部组织的本源，而普遍存在于人体的各部组织之中。这种"精"不断地被消耗，同时也在不断地从饮食水谷之精微中摄取。因为"人之生"，没有精气的存在是不能设想的，而人体各部组织进行活动，促成人体生长发育的过程中，又必须有赖于对精气的"用其新，弃其陈"，使其"日新"（《吕氏春秋·季春纪·先己》）。这个精气的"用新弃陈"的过程，就是人体各部组织新陈代谢的过程，而阴阳五行的运动则贯穿于这个过程的始终。但是，中医学由于受当时历史条件的限制，它的唯物论观点和辩证法思想只是朴素的，原始的，不完全和不彻底的，甚至还杂有一些不纯的东西，因此必须用辩证唯物主义的观点来对待它、研究它。

《黄帝内经》在东方医学科学中的重要地位

　　《黄帝内经》，是我国现世流传时间最早、内容最丰富的一部医学科学著作，是我国社会发展到春秋战国时期"诸子蜂起，百家争鸣"的一部划时代文献，是我国先民通过长期医疗实践、生活实践和解剖实践的经验总结。它以阴阳五行、藏府经络、营卫血气、精神、津液、五官九窍、皮肉筋骨等奠定了具有辩证思维的中医药学的理论体系，体现了我国古代"天人合一"的"整体论"思想，与以"还原论"为哲学基础的西方医学有着质的差别，标志着世界东方文化的特征。它规定了我国中医药学的发展方向，并为中医药学尔后发展奠定了牢靠基础。几千年来，《黄帝内经》建立起来的中医药学理论体系和丰富多彩的医疗方法，在保证中华民族繁衍昌盛过程中，不断地受到了临床实践的严格检验，同时也不断地丰富和发展了中医药学理论体系。历代医家在中医药学领域里的创新成就，就其医学理论体系而言，无一不是在继承《黄帝内经》学术基础上结合其当代的实践经验而总结产生的。东汉末年张仲景撰写的《伤寒杂病论》就是一个明显的例证。诸如华佗、皇甫谧、徐之才、陶弘景、巢元方、甄权、孙思邈、王焘、王冰、苏敬、庞安常、僧智缘、钱乙、陈自明、成无己、张元素、刘完素、张子和、王好古、李杲、朱彦修、赵养葵、张介宾、马莳、王肯堂、杨继洲、李时珍、傅仁宇、万密斋、赵以德、吴谦、张志聪、吴鞠通、叶香岩、徐大椿、陈念祖等等，都是以《黄帝内经》为其理论渊源和学术基础，在中医药学领域里作出了自己的贡献，而成为各个医学历史时期的卓然一大家！这就表明《黄帝内经》一书的经典性，从而成为我国医学第一部"经典著作"。所谓"经典"者，经，常也；典，手持册也。经典就是业医者经常要阅读研修这部典册提高医学知识以指导临床医疗之用也。它对中医药学的临床医疗实践，既赋予了辩证思维和理论指导，又提供了具体方法和可靠经验，其历数千年之久而不衰，并经受住了西方近现代科学技术的强烈冲击，却仍然屹立在世界东方！

根据《黄帝内经》的观点，人是一"小天地"，与自然环境和社会环境都是一个统一的整体。人有食、色的天性，食、色保证着人的生存和延续，人以五藏六府为中心而禀赋的五行之秀，产生着人体内在的"六气"，以与客观外在的风寒暑湿燥火六气息息相关；产生着人体内在的喜、怒、忧、思、悲、恐、惊"七情"，以适应客观外界的变化。然而这些风、寒、暑、湿、燥、火、喜、怒、忧、思、悲、恐、惊以及饮食、男女等各自一旦失常，都可能转化为人体致病因素而致人于病。

《素问·宝命全形论篇》说："人生有形，不离阴阳。"《素问·调经论篇》说："人之所有者，血与气耳"，而"血气不和，百病乃变化而生。"人体一切疾病的发生，从总的来说，都是在一定的致病因素作用下，人体的阴阳气血平衡状态被破坏，导致人体阴阳气血失去正常的协调与和谐而发病，治疗则当调整人体机能，使之达到恢复人体阴阳气血的平衡协调状态，而不搞你死我活的对抗疗法。这种调整人体机能而愈病的治疗思想，对于查不清病原体或虽查清了病原体而一时尚无治疗方法的疾病，可以根据"有诸内必形诸外"的事物规律和不同病原体及病原体为病的不同过程所显现出来的不同证候，给以辨证施治，调整人体机能，改善人体内环境，使之不利于病原体生存而愈病。2003年上半年北京地区发生的"非典型传染性肺炎"，其死亡率达百分之十点几，居高不下，就是中医药学介入而使其死亡率迅速降了下来，凸显了中医药学的治疗优势！

《黄帝内经》提出了"无病先防，有病防变"的"治未病"预防医学思想，认为人生活在大自然中，自当与大自然和谐统一，尊重大自然规律，对大自然有所敬畏，不杀夭麛，不漉陂池，保持自然生态，法于阴阳，和于术数，食饮有节，起居有常，不妄作劳，心不惑于淫邪，目不劳于嗜欲，不慕于外物，不溺于声色，恬淡静寞，精神内守，呼吸精气，吐纳导引，内养真气，外慎邪风，神与形俱，气血周流，则体魄健全而却病，尽终其天年，度百岁乃去。《灵枢·本神》说："故智者之养生也，必顺四时而适寒暑，和喜怒而安居处，节阴阳而调刚柔，如是则邪僻不生，长生久视。"此所谓"未病先防"者也。

《黄帝内经》认为，医学世界是一个"变动不居"的过程，人身生病，总是要传变，要发展变化的。疾病的发生发展可由轻变重，应当早期治疗，"上工救其萌芽"，以防止其传变而趋重，对病人造成严重伤害。在《黄帝内经》提供的"汤液""方药""必齐""醪醴""药酒""药熨""针刺""砭疗""灸焫""按摩""放血""膏疗""导引""行气""扎指"和"手术切除"等，以及其思想体系指导而发展起来的各种治法中，选择最适合其实际病情的治疗方法，给以辨证施治。所谓"已病防变"者也。

《黄帝内经》不仅给我们留下了一个比较完备的中医药学理论体系，还给我们留下了不可多得的可靠的宝贵治疗经验。如《素问·针解篇》说："刺实须其虚者，留针阴气隆至，（针下寒）乃去针也；刺虚须其实者，（留针）阳气隆至，针下热乃去针也。"《灵枢经·终始》说："刺热厥者，留针反为寒，刺寒厥者，留针反为热。刺热厥者，二阴一阳，刺寒厥者，二阳一阴。所谓二阴者，二刺阴也，一阳者，一刺阳也；所谓二阳者，二刺阳也，一阴者，一刺阴也。久痛者，邪气入深，刺此病者，深内而久留之。间日而复刺之，必先调其左右，去其血脉。"用针刺手法使人体产生凉感以退热，或以针刺手法使人体产生热感以祛寒。《素问·缪刺论篇》说："齿龋，刺手阳明，不已，刺其脉入齿中，立已。"此治下齿痛，配以刺两手合谷穴，留针 20 分钟，如治上齿痛，配以刺两足内庭穴，留针 20 分钟，疗效更确切，更稳定。数十年前，余曾治一壮年男子阴缩证，突发前阴茎垂上缩，疼痛难忍，叫呼不已，余以"前阴为宗筋之所聚"而"阳明主闰宗筋"，为之针刺足阳明经之归来二穴，留针 10 分钟，其病即刻若失，数十年未复发。至于方药，包括"马膏桑引"在内，虽只有 13 方，而且"小金丹"一方还是宋人补上去的，但它创造了"复方"治病，促进了"方剂"的形成和药物治病的发展。且半夏汤治失眠，鸡矢醴治鼓胀，四乌鲗骨一蘆茹丸治血枯，生铁落饮治怒狂，兰治脾瘅等等，皆为后世历代医家所习用。其中半夏汤一方，促进《千金要方》创制了"温胆汤"之方，而《外台秘要》载《集验》则创制了"千里流水汤"之方。

《素问·阴阳应象大论篇》说："人有五藏化五气，以生喜怒悲忧恐。"人体七情的产生，是对客观外界的一种适应性变化，在正常范围内有益于人体健康，过极则转化为致病因素而致人于病。不同的情志，引起人体真气不同的改变，怒则气上，喜则气缓，悲则气消，恐则气下，惊则气乱，思则气结。情志为病的不同病机，反映出不同症状，给以不同的治疗。这种辨证施治思想，避免了"镇静剂"所带来的不良反应，显现出了中医药学的治疗优势。

案例一：患者某，男，40岁，住湖北省枣阳市某区镇，干部。1975年4月某日就诊。患高血压病已多年，忽于2周前发生时而无故微笑，自己心里明白而不能控制，形体胖，头部昏闷，口干，舌苔厚腻而黑，脉象弦数。乃痰涎沃心，神明失守，治宜化痰涎，泻心火，拟导痰汤加味：胆南星10克、炒枳实10克、茯苓10克、法半夏10克、炙甘草6克、陈皮10克、大贝母10克、石菖蒲10克、黄芩10克、黄连10克、玄参10克。上11味，以适量水煎药，汤成去渣取汁温服，日服2次。

按：《灵枢·九针论》说："心藏神。"《素问·调经论篇》说："神有余则笑不休。"心邪盛，则见时而无故发笑而不能自控。形体肥胖多属痰盛体质。痰浊郁结，清阳不升，津液不布，则头部昏闷，舌苔厚腻而口干，脉弦。痰浊化火，火极似水，故脉兼数象而舌苔兼黑色。《灵枢·癫狂》说："狂者多食，善见鬼神，善笑而不发于外者，得之有所大喜。"喜而气缓，津聚为痰，痰涩沃心，发为狂证善笑。导痰汤方加味，用导痰汤化痰行气，加大贝母、石菖蒲开郁通窍，黄连、黄芩泻心火，以平心神之有余。《素问·藏气法时论篇》说："心欲软，急食咸以软之。"加玄参咸软，以遂心欲而滋水以制火。药服7剂，痰消火退，善笑遂已。

案例二：患者某，女，55岁，住湖北省襄樊市，家庭妇女。1972年5月某日就诊。儿子溺死，又家中失火被焚，3天前发病，神识不聪，烦躁欲走，多言语，善悲哭，舌苔白，脉虚。某医院诊断为"精神分裂症"。乃心神虚馁，痰浊扰心，治宜补心神而化痰浊，拟涤痰汤：法半夏10克，炒枳实12克，竹茹15克，胆南星10克，石菖蒲10克，陈皮10克，远志肉10克，炙甘草8克，党参10克，茯苓10克。上10味，以适量水煎药，汤成去渣取汁温服，日2次。

按：忧思过甚则气结聚液为痰，故其发病则善悲哭而脉见虚象。《难经·三十四难》说："心色赤……其声言。"神明失聪，则精神恍惚而烦躁欲走，且多言语。涤痰汤方，用半夏、胆南星、竹茹、陈皮燥湿化痰，且陈皮同枳实行气以佐之，茯苓、甘草渗湿和中，以绝其生痰之源，党参、远志、石菖蒲补心安神，通窍益智。药服6剂，家中亦得到适当安慰而病遂愈。前者本之于《素问·调经论篇》"神有余则笑不休"，后者本之于《素问》同篇"神不足则悲"。

案例三：患者某男，20岁。数年前曾发狂证多日，1966

年 11 月其病复发，狂走妄行，善怒，甚至欲持刀行凶。同年 12 月 5 日就诊于余。见其哭笑无常，时发痴呆，伴头昏、耳鸣、失眠、多梦、心悸、两鬓有掣动感，两手振颤，渐然畏寒，四肢冷，面部热，口渴喜饮，大便秘结。唇红，苔白，脉弦细数。治以柴胡加龙骨牡蛎汤去铅丹：柴胡 12 克，黄芩 10 克，法半夏 10 克，党参 10 克，生姜 10 克，大枣 3 枚（擘），桂枝 10 克，茯苓 10 克，龙骨 12 克，牡蛎 12 克，大黄 8 克。上 11 味，以适量水煎药，汤成去渣取汁温服，日服 2 次。服药 4 剂，狂止症退，改以温胆汤加味：竹茹 15 克，茯苓 10 克，炒枳实 10 克，陈皮 10 克，龙骨 12 克，法半夏 10 克（打），牡蛎 12 克，炒枣仁 10 克，石菖蒲 8 克，龟板 10 克，炙甘草 8 克。上 11 味，以适量水煎药，汤成去渣取汁温服，日服 2 次。服药数剂，其病痊愈，至今未复发。

按：《素问·灵兰秘典论篇》说："胆者，中正之官，决断出焉。"《灵枢·九针论》说："胆为怒。"胆实痰郁，失其中正之用，无以正常决断，则善怒，甚则欲持刀行凶。胆主筋，司运动，其脉行于头面两侧，绕耳前后，故其狂走妄行，两手振颤，两鬓有掣动感而头昏、耳鸣。肝藏魂，胆为肝之府而为肝用，故失眠多梦。胆气通于心，心神失宁，故其哭笑无常，时发呆痴而心悸。胆气郁而不伸，其阳郁结于内，则面部热、口渴、大便结、唇红、脉弦细数。其阳不达于外，则四肢冷而渐然畏寒。柴胡加龙骨牡蛎汤升发胆气、化痰定神明。服药后怒止症退，再以温胆汤加龙骨、牡蛎、石菖蒲利窍化痰安神而收功。此例本之于《素问·藏气法时论篇》"胆为怒"，亦见于《灵枢·九针论》。

由此可见，《黄帝内经》的理论对指导临床医疗的重要意义。

《黄帝内经》的教育思想也很值得我们今天重视开发利用。它的教育观，是以教育对象即学者为本，教者随着学者转，全书一百六十二篇，皆是学者提问，教者解答的方式在传道授业，这就做到了教学的有的放矢，生动活泼，虽"学，然后知不足，教，然后知困"（《礼记·学记》语），然学者进取，教者敬业，不断提出问题，不断解答问题，从而达到"教学相长"，并在医疗实践中"则而行之"，"使百姓无病，上下和亲，德泽下流，子孙无忧，传于后世，无有终时"，把医疗经验和医学知识永远传承下去，而所传承的内容，必须是真知，是真正经验。《素问·金匮真言论篇》特别要求："非其真勿授。"何谓"真"？《灵枢·官能》提出："法于往者，验于来今。"而《素问·八正神明论篇》对此释之曰："法往古者，先知《针经》也；验于来今者，先知日之寒温，月之虚盛，以候气之浮沉，而调之于身，观其立有验也。"学习古代《针经》的理论知识和前人经验，结合现时的时令气候和人体气血阴阳的变化调治人体以验证之，而"观其立有验也"。

《灵枢·病传》说："或有导引、行气、乔摩、灸炳、熨、刺、饮药之一者，可独守耶？将尽行之乎？岐伯曰：诸方者，众人之方也，非一人之所尽行也。"由于各人天资不同，性格各异，一人很难尽行诸方而臻于至精，必须根据各人特长而"因人施教"，如《灵枢·官能》所说："明目者，可使视色；聪耳者，可使听音；捷疾辞语者，可使传论；语徐而安静，手巧而心审谛者，可使行针艾；理血气而调诸逆顺，察阴阳而兼诸方；缓节柔筋，而心和调者，可使导引行气；疾毒言语轻人者，可使唾痈咒病；爪苦手毒，为事善伤者，可使按积抑痹。各得其能，方乃可行，其名乃彰，不得其人，其功不成，其师无名。"是以《素问·金匮真言论篇》说"非其人勿教"也。《史记·扁鹊仓公列传》载，菑川公孙光与公乘阳庆相善，知阳庆善为方，尝欲受之，而阳庆以公孙光受学"非其人也"，不许。公孙光后书介淳于意与阳庆，谓其好术数，"其人圣儒"，淳于意事阳庆甚谨，阳庆授其《脉书上下经》《五色诊》《奇咳术》《揆度阴阳外变》《药论》《石神》《接阴阳禁书》等，而意尽得其传。这种因材施教、授徒择能的教育观，正体现了《黄帝内经》"非其人勿言，得其人乃传"（见《灵枢·官能》）的教育思想。我们今天的研究生教育对此很有借鉴意义！

根据以上很不完全的论述，已足以表明《黄帝内经》在东方医学科学中的重要地位，具有经典性，是每个研习中医者的必读之书（不是说只研习《黄帝内经》）。但由于它成书于两千多年以前，随着社会的发展，文字变得古奥，亥豕鲁鱼也在所难免，其博大精深的理论知识，如不利用打开这座宝库大门的钥匙，只在宫墙外望，是不能窥见其堂奥之美的。故而有人认为学习经典是一种"悲哀"，而民族虚无主义者，否定中医，也是拼命攻击《黄帝内经》，这就不足为奇了。但是，经典著作具有内容的深刻性，历史的传承性，价值的恒定性，读者的广泛性等特点，要想轻而易举地把它击垮，也是不可能的。

"整体论"是中医药学的哲学基础

2005 年 2 月 25 日《中国中医药报》第三版，刊载了何祚麻先生 2004 年 10 月 14 日在第二届"智慧学学术研讨会"上的发言，对我国古代整体论思维和中医药学提出了他的论点。因而，我也在此提出我的看法。

论点一、"《易经》的……整体思维，其实是笼统思维。没有进行具体分析，就要去'辩证'地综合。典型的例子，是中医理论中的阴阳、五行等等，'玄而又玄，的说法……"

所谓"笼统"也者，乃"一切不分"之谓也。既然一切不分，何有"草""木""鸟""兽""虫""鱼""土""石"之称？可见所说中国古代的"整体思维"为"笼统思维"是没有根据的。我们知道，一定历史时期的文化艺术（包括语言文字），有一定历史时期的特点。因而，研究我国古代的整体论思想，理所当然地要把它放到古代社会里去考查，用历史唯物论的立场、观点和方法，在用存世和出土文献考查时，必须深入到学术思想里面去，不能停留在文字表面上，也不能要求古人说出我们现在同样的话来。《周易·系辞下》说："有天道焉，有人道焉，有地道焉……三才之道也。"《素问·三部九候论篇》说："一者天、二者地、三者人，因而三之，三三者九，以应九野……九野为九藏，故神藏五，形藏四，合为九藏。"《礼记·中庸》说："唯天下至诚，为能尽其性。能尽其性，则能尽人之性。能尽人之性，则能尽物之性。能尽物之性，则可以赞天地之化育。可以赞天地之化育，则可以与天地参矣。"《荀子·天论篇》说："天有其时，地有其财，人有其治，夫是之谓能参。""夫人事，必将与天地相参，然后乃可以成功。"《春秋繁露·立元神》说："天地人，万物之本也，天生之，地养之，人成之。"《文子·上仁》说："食者，人之本也。民者，国之本也。故人君者，上因天时，下尽地理，中用人力，是以群生以长，万物蕃殖，春伐枯槁，夏收百果，秋蓄蔬食，冬取薪蒸，以为民资。"等等这些，无可辩驳地表明了我国古代在采取或论述任何事件时，都是把人放在天地自然一起去考虑，体现了我国古代辩证思维的整体论思想，已为中外学者所公认。耗散结构理论的创建者、曾获诺贝尔奖的普里戈津1986年在《探索复杂性》一书中说："中国文化具有一种远非消极的整体和谐。这种整体和谐是各种对抗过程间的复杂平衡造成的。"协同学的建立者、德国物理学家哈肯说："中医却成功地应用了整体性思维来研究人体和防治疾病。"英国《自然》杂志主编菲利普·坎贝尔博士2001年10月28日在接受记者姜岩采访时说："从原则上说，未来对生命科学的研究方法应当是西方科学方法与中国古代科学方法的结合，中国古代科学方法重视宏观、整体、系统角度研究问题，其代表是中医的研究方法，这种方法值得进一步研究和学习。"中国科技大学校长、中国科学院院士朱清时与中国科技大学理学博士、新华社国际部科技室主任姜岩二人，在其合著的《东方科学文化的复兴》一书中说："中医从整体上去研究复杂的人体，擅长综合地把握它们的规律，并用符号化方法描述它们（阴／阳、内／外、寒／热、虚／旺），西医则把人体分解成系统、器官、细胞、分子，擅长从这些单元的状态来推知人体的状态。20世纪上半叶，西医的这种'还原论'式的研究方法，以致于学术界很多人把以中医学为代表的用整体论方法发展起来的中国传统科学文化视为不科学。现在中医受欢迎，不仅是由于大量实践的检验，更重要的是因为分子生物学的发展，使我们对疾病的本质和中医的机制有了进一步的了解。"张岂之等在《中国历史十五讲》一书中说："最能体现这种整体性和辩证性观念的学科是医学。我们在上文说过，中医特别强调阴阳的相互依存、消长、平衡，强调对病因的综合考察，讲究辩证施治，就是这种观念的集中体现。"等等这些，启示我国古代整体论思想将在现代科学的发展中作出新贡献。然而何祚庥先生硬把中国古代的"整体思维"贬称之曰"笼统思维"，并把中医理论中的"阴阳""五行"等等斥之为"玄而又玄"作为典型例子，且指责中国古代"没有进行具体分析，就要去'辩证'地综合"，这不合乎事实。其一，古代整体思维，一方面强调天人合一，人和大自然是一个统一的整体。另一方面强调天人相分，人和大自然是有区别而不一样的。在社会实践中作任何一件事，都先要考虑到天时气候、地理环境、人事变化、物质条件等现时和以后的影响和可能的影响，这怎么算是"笼统思维"？李冰父子的都江堰水利工程，用"笼统思维"能成功吗？张衡发明"漏水运转浑天仪"和"候风地动仪"，用"笼统思维"能成功吗？其二，古代整体思维在宏观上特别重视天人关系和谐，在微观上则重视事物内部关系的协调，因而在整体论思想指导下，进行过具体事物的考查和分析。《周易·同人·象文》说："天与火，同人，君子以类族辨物。"朱熹注："天在上而火炎上，其性同也。类族辨物，所以审异而致同也"。在审察各个具体事物的相"异"中而求出其"同"。在社会实践中，则对具体事物用辩证思维进行具体分析和具体处理，如病人神识不清，四肢厥冷，其脉滑者，为热深厥深，阴阳不相顺接，用白虎汤以撤热；其脉迟者，为阴寒内盛，阴阳不相顺接，用四逆汤以祛寒。又如中医学里的"麻黄汤"，以麻黄、桂枝、杏仁、炙甘草为方，是所谓"辛温发表法"，用以治疗"头痛项强，发热恶寒，无汗而喘，口不渴，身疼痛，脉浮紧"的"伤寒病"，若以石膏易其方中的桂枝，则成了"辛凉发表法"的"麻杏石甘汤"，绝不可以再用于上述伤寒病，而可以用于治疗"头痛项强、发热口渴而不恶寒"的"温病"。中医药学的整体性、辩证性观念在临床医疗中，总是因时因地因人制宜，并随着客观病情的不断变化，而不断地采取相应新的治疗措施，病万变药亦万变，做到辨证施治。何谓中医"没有进行具体分析"？试问"没有进行"过"具体分析"，能够做到"辨证施治"吗？它进行了整体思维的具体分析，而不是还原论的分析入微，但毕竟还是具体分析。说实话，医学理论中如果没有辩证思维，即使长于分析，也不可能做到辨证施治。这确是无可辩驳的事实！其三，中医理论的阴阳五行等等，并不是那么"玄而又玄"，只是以"还原论"

为基础的"机械论"者不愿理解耳!《春秋繁露·阴阳义》说:"天地之常,一阴一阳。"《春秋繁露·天道无二》说:"阴与阳,相反之物也。"《太玄经·交》说:"阳交于阴,阴交于阳。"《新书·六术》说:"阴阳,天地之动也。"《礼记·郊特牲》说:"阴阳和而万物得。"《管子·四时》说:"是故阴阳者,天地之大理也。"《素问·阴阳应象大论篇》说:"阴阳者,天地之道也,万物之纲纪,变化之父母,生杀之本始,神明之府也。"可见阴阳是从具体事物和现象中抽象出来的,没有固定的形体,不研究具体事物的物质实体,只有两类动态功能的属性,而是揭示事物对立统一的普遍规律。毛泽东先生在生前曾指出:"一点论是从古以来就有的,两点论也是从古以来就有的。这就是形而上学跟辩证法。中国古人讲'一阴一阳之谓道'。不能只讲阴没有阳,或者只讲阳没有阴。这是古代的两点论。形而上学是一点论。"中医理论的"阴阳说"颇似现代唯物辩证法的"矛盾观",阐释着世界万事万物的对立统一规律。

中医理论的"五行",是以"金""木""水""火""土"五者为内容。《尚书大传·洪范》说:"水火者,百姓之所饮食也;金木者,百姓之所兴作也;土者,万物之所资生也,是为人用。"是五行乃人们日常生活中常见的五种物质,各有自己的性态特征。《尚书·洪范》说:"水曰润下,火曰炎上,木曰曲直,金曰从革,土爰稼穑。"王冰注《素问·阴阳应象大论篇》说:"柔软曲直,木之性也。""炎上焱赩,火之性也。""安静稼穑,土之德也。""坚劲从革,金之性也。""清洁润下,水之用也。"古代即以金木水火土为基架，用五分法将世界万事万物按取象比类的方法使之以类相从，以研究人和自然的普遍联系，并以五行相生相克观点，以研究人和世界万物以及人体各部的相互联系、相互依赖、相互促进的运动规律。

五行学说是我国古代阴阳学说以外的一个哲学派别，在战国末期才被邹衍合在一起。在我国古代医学发展中，五行学说发挥过积极作用，但古人在长期医疗中，没有根据医疗实践的发展而进行医学理论的创造，而是满足于五行生克乘侮的到处乱套，五行又成为中医理论的组成部分，阻碍了中医药学的发展，如病机中的"水不涵木""火不生土"等，治法中的"培土制水"、"佐金平木"等，用之则医学停滞而不合时宜，弃之则陷入理论空白而无以解说。这只有等待真正的中医现代化了。

现在，我们再来看看恩格斯是怎样评价古代整体观的。恩格斯在《反杜林论》一书中说："当我们深思熟虑地考察自然界或人类历史或我们自己的精神活动的时候，首先呈现在我们眼前的，是一幅由种种联系和相互作用无穷无尽地交织起来的画面，其中没有任何东西是不动的和不变的，而是一切都在运动、变化、生成和消逝。这种原始的、素朴的，但实质上正确的世界观是古希腊哲学的世界观，而且是由赫拉克利特最先明白地表述出来的：一切都存在而又不存在，因为一切都在流动，都在不断地变化，不断地生成和消逝。但是，这种观点虽然正确地把握了现象的总画面的一般性质，却不足以说明构成这幅总画面的各个细节；而我们要是不知道这些细节，就看不清总画面。"恩格斯在这里首先肯定了古代整体观，正确地把握了总画面的一般性质，然后指出其未能说明构成总画面的各个细节，因而也就看不清这幅总画面。这个"看不清"指的是视之"模糊"而不是言之"笼统"。可见"笼统说"是不确切的。众所周知，模糊还是可以出科学的，如"模糊数学"是其例。

论点二、"从总体来说，中医的医疗效果不如西医"，"中医理论多年来没有什么进步"。

这应该作历史分析。众所周知，1840年鸦片战争以后，西方文化大量涌入了中国，中国沦为半殖民地半封建社会，一些中国人产生了严重的民族自卑感，一切崇尚西方，极力主张"全盘西化"。在医药卫生领域里，1929年余云岫提出了一个所谓"废止旧医以扫除医事卫生之障碍案"，南京政府即据之向全国下达了"废止中医令"，在全国中医药界和有识之士的坚决反对下而未果行。于是在南京成立"中央国医馆"，提出"中医科学化"口号，以西医理论取代中医理论，取消中医药学的灵魂，企图消灭中医于无形。1950年在第一届全国卫生工作会议上，余云岫、宋大仁、江晦鸣三人又联合提出一个"改造旧医实施步骤草案"，人们称之曰"四十年消灭中医计划"，得到中央卫生部当时主要负责人的欣赏和采纳，继之王斌以东北大区卫生部长的身份发表了"在一定的政治经济基础上产生一定的医药卫生组织形式与思想作风"，诬蔑中医为"封建医"，只能"在农民面前起到有医生的安慰作用"，卫生部主要负责人则自1952年起，在全国对中医实行登记、考试（以西医科目考中医）、办进修（用西医知识改造中医人员），积极实施余云岫等"四十年消灭中医计划"，把中医推向了被消灭的边缘，中医命运危如累卵。毛泽东主席发现了，严厉批判了卫生部主要负责人轻视、歧视、排斥中医的错误思想，指出其是卑鄙的资产阶级心理的表现，报纸上公开点名批判了贺诚错误思想，罢了贺诚的官，挽救了中医，并继而成立了中医科研、教学、医疗机构，为中医事业的发展奠定了基础，然而遗憾的是，民族虚无主义思想却没有得到肃清，在这些中医机构里仍然歧视和限制中医，在"中医落后论""中医不科学论"的思想指导下，除了用西医教育、科研、医疗的一套管理模式外，在教学上，几乎塞进了近半的西医课程的内容；在科研上，完全从西方搬来一套科研方法，以经济为手段，逼着中医就范，走入西医化，从不鼓励支持中医创造自己的科研方法；在医疗上，医院里凡是危急重和发烧病人，都不许中医治疗，必须转至西医病房，剥夺了老中医发挥治疗危急重病和传授经验给下一代的权利，剥夺了年青中医治疗危急重病的锻炼机会，使中医与危急重病日见生疏，时至今日，老中医日趋凋零，还在一片发展中医的锣鼓声中，通过"中西医结合"和"中医现代化"等名实不符的口号误导，把中医一步一步地引向"名存实亡"，以致全国大多数中医院不姓"中"，大多数中医人员"西医化"，连中医博士毕业生也不会用中医思路看病，中医受到了严重的摧残。尽管如此，1954 年石家庄市中医治疗"乙型脑炎"，上世纪 80 年代江苏、江西中医治疗"出血热"，都表明中医治疗急性病确实有疗效。尤其在 2003 年上半年北京发生了"传染性非典型肺炎"肆虐，死亡率居高不下，"中医不科学论"者仍拒绝中医参与治疗，直到 5 月 7 日下午吴仪副总理强调中医必须介入"非典"治疗，从而使"非典"死亡率立即降了下来，凸显了中医的治疗优势，并得到了世界卫生组织官员的认可。

在日常医疗实践活动中，不少在大医院被西医判为"死刑"的病人，有些竟被中医治愈了。如上世纪50年代北京一13岁女孩的"再生障碍性贫血"就是徐衡之老中医治好的。70年代我省（湖北）农村1岁多女孩的"脑双侧脉管炎"也是余用中药治好的。还有70年代，武汉一老红军肺癌住某大医院治疗，一日忽然"舌缩入喉"，西医专家谓"是肺癌病发展的必然结果，无法使舌再伸"，又是余用中药使舌恢复活动而伸缩自如的，等等。尤其在一时查不出病原或查出了病原而尚无治法的疾病，便显得中医有着无比优势，这怎么能说"中医的治疗效果不如西医"呢？如果中医治病真的不如西医，那为什么外国留学生到中国来学中医的人数总占首位？

我们认为，中医西医是两个不同理论体系的医学，分别属于东西方两个不同的文化范畴，各有自己的文化特征。西医是以还原论为基础，长于分析；中医是以整体论为基础，长于综合。二者各有优缺点，存在一定的互补性，相互交流，各从对方文化中吸取于自己有益的部分充实发展自己。民族虚无主义者，醉心于西方文化，总是压抑，贬损民族传统医药学，以讨好西方文化霸权主义，在我国中医药学走向世界和保卫民族文化安全的今天，无原则地把西医捧到天上，把民族传统医药学鄙视得一无是处，不值一文，这不公平，也不是实事求是的科学态度。一味的颂西非中是没有什么好处的。

论点三、一些中医理论研究者的"研究目的就是要'证明'《黄帝内经》的正确"。

这似乎是指当前盛行的屠鼠屠兔实验研究的目的。若然，这和中医真正研究《黄帝内经》是两码事。它是某些人另有目的强加给中医以弱化中医治病疗效并上以欺骗领导、下以欺骗群众而便于其从中浑水摸鱼的，与真正的中医研究无关。对《黄帝内经》的内容，单纯的所谓"理论研究"，应该说现在是不存在的。在《黄帝内经》里，蕴藏有大量具有东方文化特征的正确的医学科学的内容和丰富的辩证法思想，采用历史唯物论的立场、观点和方法，把它挖掘出来，使之为我们这个时代的现实服务，故中医在研究《黄帝内经》内容时，总是把它和临床医疗实践紧密结合起来研究。因为它能够指导临床医疗实践，又需要临床医疗实践的检验。通过研究，证明《黄帝内经》正确的医学科学内容则肯定之、阐释之，并发扬光大之，同时对其被古人附会上去而不符合医学实际的内容则给以抛弃之，以利后之学者。这正是对《黄帝内经》这部古代光辉文献所做的继承和整理。我们是历史唯物论者，我们承认而且必须承认以《黄帝内经》为载体的医学理论及其思维方式，在古代东方曾经发挥过积极的历史作用，我们不是历史虚无主义者，我们也不能否认它在当今时代仍然有一定的现实意义。从来没有人说《黄帝内经》是完整无缺的而包括了医学的一切，然何祚庥先生竟指责别人，认为"2000年前的《黄帝内经》已经穷尽了医学的一切"。先以不实之词，强加给别人，然后加以驳斥，这是不够严肃的。恩格斯在《反杜林论》一书中指出过："他（指杜林）对别人采用的'真正批判的观点'，就在于固执地把别人从来没有说过的，而是杜林先生一手炮制的东西硬加给别人。"当然这是不好的！

试论我国"天人合一"思想的产生及中医药文化的思想特征

"天人合一"思想的产生背景

任何一个民族，如果没有自己的民族文化，是不能立于世界民族之林的。

世界各个民族，由于各自所处的环境和条件不同，所创造的民族文化有早有晚而且各不相同，各有自己的民族特征。中华民族，自古以来就生活在华夏大地上，而华夏大地这块土地，东面是浩瀚无垠的大海，西面是高耸入云的阿尔泰山、昆仑山以及黄沙四起的戈壁沙漠，西南是横空出世的喜马拉雅山，北面是长年寒冷的西伯利亚荒原，南面是崇山峻岭和海洋（见《中国历史十五讲》）。在这四面基本固塞的环境里，庖牺氏没，神农氏作，教民稼穑，民始谷食。《白虎通·号》说："谓之神农何？古之人民皆食禽兽肉，至于神农，人民众多，禽兽不足，于是神农因天之时，分地之力，制耒耜，教民农作，神而化之，使民宜之，故谓之神农也。"近年来考古发现，我国早在七八千年前的新石器时代就发明了农业，产生了原始农耕，人们生活由迁徙到定居，由采集和狩猎的自然经济转变到农业种植为主而辅以牲畜豢养的生产经济。在长期农业生产发展过程中，人们通过仰观俯察和生产实践的体验，逐渐意识到天地万物都有着气息相通，保持着互相联系，互相依存，互相对立，互相制约，促进着世界的发展。《庄子》所谓"万物以息相吹"也，尤其认识到农业收成的丰歉，特与人们耕作技术密切相关，并受日月星辰移徙、四时寒暑变迁、土地肥沃高下燥湿和昆虫禽兽以及水旱灾害等自然变化的严重影响。民以食为天，农植稼穑确保了人的基本生存，而人则"赞天地之化育"，以助天地万物之生存繁育，从而产生了"天人合一"的观念。人与自然则要求保持协调、和谐、平衡、统一。

太古时期，我国先民茹毛饮血，穴居野处，与猛兽杂居，人兽相食，依赖人的能群，战胜猛兽；至于部落战争，亦是众者胜而少者败。进入文明社会，人类发生了第一次社会大分工，脑力劳动和体力劳动分工了，并出现了与氏族部落群居不同而有着宫殿官署和宗教祭祀活动的人们群居的城邑，百工交易，互换有无。然中国古代的这种城邑，没有和大规模开发矿藏和航海事业相联系，没有出现西方的城邦制和选举议长，而是与农业经济紧密联系在一起。为了战胜水、旱灾害，修建如都江堰、郑国渠、期思水库那样的大型水利工程，超出了任何一个封建领主的范围，则由官吏出来筹划、协调和组织兴建，改善了农业灌溉条件，促进了农业生产的发展，人们的生活，则一人之需而百人为备，人与人则紧密相关着。

我国古代，在"制礼作乐"过程中，已具备"以人为本，怀仁布德，化成天下"的理念，因而提出了在社会活动中要"和为贵"，人人"不独亲其亲，子其子"，而要做到"老吾老，以及人之老，幼吾幼，以及人之幼"，保持着社会的和谐与协调，"上下合德，无相夺伦"，不得有"强凌弱，众暴寡，贵傲贱，长欺少"。

《礼记·中庸》说："喜怒哀乐未发谓之中，发而皆中节谓之和。中也者，天下之大本也；和也者，天下之达道也。致中和，天地位焉，万物育焉。"表明我国古代人文科学和自然科学是结合在一起的。人文关怀指导着科学技术的发展。

综上所述，人与自然环境和社会环境都具有整体性，而且还不断发展变化着，它凸显了东方文化的特征，体现着中华民族传统的主体文化。

中医药学思想文化的基本特征

2001 年 3 月 4 日下午，江泽民总书记在全国政治协商会议九届四次会议教育、医药卫生界联组会讨论时的讲话中强调指出：中医药学是我国医学科学的特色，也是我国优秀文化的重要组成部分。"中医药深深植根于中华民族传统的主体文化中，它以阴阳五行、藏府经络、营卫气血、精神精液、脂膏肓膜、皮肉筋骨、毛发孔窍、七情六淫、药物四气五味、升降浮沉、组方君臣佐使等独特的理论体系和辨证论治及因时、因地、因人制宜的辨证思维方式以及丰富多彩的治疗方法等而屹立在世界东方。它具有与在西方文化背景下产生的西医药学绝对不相同的基本观点，其主要体现在：

一、人本思想

《素问·宝命全形论篇》说："天覆地载，万物悉备，莫贵于人。"人为万物之灵，体内"藏神"，有智慧，会劳动，能创造。人是社会的人，不是细胞简单的堆砌，而是有着复杂的心理活动。《素问·宝命全形论篇》说："君王众庶，尽欲全形。"无论贵贱，人人都想自己的身体健康无病和生命安全，因而中医药学就一切从"人"出发，把维护人的生命健康放在首位，研究人，研究人的活动，研究人体组织结构、生理状况、病理变化、生存条件和生存环境。《灵枢·本神》提出，养生"必顺四时而适寒暑，和喜怒而安居处，节阴阳而调刚柔"，以达到人体"十二官"的相互为用，"主明下安"，并创造发明了"行气""导引""按摩""针刺""灸焫""药物"与外科手术等强身保健和治疗疾病的有效方法，保障人体健康和生命安全。

二、整体观

中医药学理论认为，人体以心、肝、脾、肺、肾等五藏（还有心包络）和胆、胃、大肠、小肠、三焦、膀胱等六府为中心，在心神的主导下，通过网布人体周身内外上下的经络系统，将营卫血气输送到各部组织机构，以保证各部组织机构的正常功能活动，发挥着"神"的作用，并体现出各部组织的相互为用，使人体形成一个统一的整体；同时，营卫血气通过心神作用的主导，在经络系统内循环运行过程中，从遍布全身经脉循行路线的穴位上稍事会聚，以与外界环境相交通，从而人体各部组织构成一个统一的整体，人体与外在环境也是一个不可分割的整体，故自然的日月运行，四时变迁，海水潮汐，晴雨变化和社会富贵贫贱的变更等等，都会给人体以影响。《素问·生气通天论篇》"平旦人气生，日中而阳气隆，日西而阳气已虚，气门乃闭"之文，从一个侧面阐述了古人的这一观点。

三、变动观

中医药学认为，在医学世界里，一切事物都不是静止的、不变的，而是在不断运动、不断发展、不断变化的，永远处在"变动不居"的过程中。《素问·宝命全形论篇》说："人生有形，不离阴阳。"《素问·阴阳离合论篇》说："阴阳者，数之可十，推之可百，数之可千，推之可万，万之大，不可胜数，然其要一也。"阴阳存在于一切事物过程中，贯穿于一切事物过程之始终。阳道奇，一、三、五、七、九是也；阴道偶，二、四、六、八、十是也。二者相对平衡，既相互联系，又相互对立，处于一个统一体中，维护着人体的生存和正常发展。这种平衡如被打破，则偏阴偏阳是谓疾也。

《灵枢·经脉》说："人始生，先成精。"《素问·金匮真言论篇》说："夫精者，身之本也。"精是构成人体的基本物质，在保证人体正常生长发育过程中不断地被消耗，又不断地从饮食中得到补充。《灵枢·营气行》说："谷入于胃，乃传于肺，流溢于中，布散于外，精专者，行于经隧，常营无已，终而复始，是谓天地之纪。"精气在终而复始不断循环运行以濡养人体各部组织过程中，总是"弃其陈，用其新，腠理遂通，精气日新"，进行着人体的新陈代谢，保障着人的生命活动。

精气郁滞则为病。

四、疾病观

《素问·调经论篇》说："夫心藏神，肺藏气，肝藏血，脾藏肉，肾藏志，而此成形，志意通，内连骨髓，而成身形五藏。五藏之道，皆出于经遂，以行血气，血气不和，百病乃变化而生。"以五藏为主体、以心为主导通行血气具有生命活动的人体发病，乃由某些致病因素伤人导致血气阴阳失去平衡而然。人有疾病，必然在人体某些部位甚至全身反映出各种证候，所谓"有诸内必形诸外"也。人体疾病的各个证候，彼此都是互相关联、互相影响着的。恩格斯在《自然辩证法》中也曾说过："身体某一部分形态的改变，总是引起其他部分的形态改变。"即使身体只某一个部位出现证候，它也是人体全身病变的局部反映。而且，任何疾病都是动态的，都是随着时间的推移而不断地发生着变化，有的从外入内进行传变，有的由藏传府或由府传藏，有的循太阳、阳明、少阳、太阴、少阴、厥阴等六经传变，有的循卫、气、营、血等传变，有的循上焦、中焦、下焦等三焦传变，有的循肝、心、脾、肺、肾等五藏传变；寒证可以转化为热证，热证也可以转化为寒证，实证可以转化为虚证，虚证也可以转化为实证。总之，病证不是固定不变的。

五、治疗观

《素问·四气调神大论篇》说："圣人不治已病治未病。"所谓"治未病"者，乃指"未病先防"和"已病防变"也。扬汤止沸，何若釜底抽薪？中医药学认为，已病则治不如预防而无病，提出了积极"养生"的概念，嘘吸阴阳，调摄精神，和喜怒，适寒温，节阴阳，安居处，清静调适，恬淡无为，不以物累形，使邪僻不生，则健康无病。其"已病防变"者，则如《金匮要略·藏府经络先后病脉证并治》说："见肝之病，知肝传脾，当先实脾。"以防止疾病之传变。如病已传，则"随证治之"，做到"病万变药亦万变"。然疾病尚有寒热之别，虚实之异，又根据各疾病寒热虚实的不同病机，提出"寒者热之，热者寒之"，"虚者补之，实者泻之"，以调整人体机能，祛除病邪，达到人体阴阳气血的平衡协调，恢复健康。

六、教育观

中医药学是我国古代长期医疗实践活动积累起来的经验知识，是维护人体健康和生命的一门学科，在长期传承过程中，形成了具有东方特色的教育观念。

1. 择人而教。《素问·气交变大论篇》说："得其人不教，是谓失道，传非其人，慢泄天宝。"是故必选择道德高尚、行为端正、聪敏颖慧、有志于医的优秀人材而教，以确保医学知识的传承，达到《灵枢·师传》所说"则而行之，上以治民，下以治身，使百姓无病，上下和亲，德泽下流，子孙无忧，传之后世，无有终时"，体现着对后世子孙永远的人文关怀。

2. 因材施教。《灵枢·病传》说："诸方者，众人之方也，非一人之所尽行也。"根据人们不同的天资、性格和志趣，教以不同的医学知识和技能。《灵枢·官能》提出："明目者，可使视色。聪耳者，可使听声。捷疾辞语者，可使行针艾，理血气而调诸逆顺，察阴阳而兼诸方。缓节柔筋而心和调者，可使导引行气。疾毒言语轻人者，可使唾痈咒病。爪苦手毒，为事善伤者，可使按积抑痹。"

3．传授真知。《素问·金匮真言论篇》说："非其真勿传。"为了传授真正的知识与技能，《黄帝内经》提出了"法于往古，验于来今"的教育观点，就是以前人总结整理长期实践经验而撰著的《针经》为教材，向受教育者传授系统的理论知识和医疗技术，然后再把从书本上所学内容放到当前临床医疗的实际中去验证它的有效性，符合《素问·举痛论篇》所说"善言天者，必有验于人，善言古者，必有合于今"的原则也。

4．问答教学。《黄帝内经》162篇中所讲述的内容，大多是以"一问一答"甚至是"再问再答"的"问答"方式进行教学。其所涉及的范围包括基础理论（含有天文、地理、历法、时令等知识）、医疗原则、学习方法和病例讨论等。这种问答式教学，生动活泼，受教育者占主动，符合"人本思想"和"因材施教"原则，虽未尽善，然总比"先生讲，学生听"，"一人讲，百人听"的机械教学方法要好。

中医药学是中华民族优秀文化的组成部分，几千年前就形成了比较完整而系统的理论体系，树立了以人为本思想，阐述了医学世界是一个统一的整体，而又"变动不居"，体现了中国人的辩证思维方式。这个理论体系几千年来一直指导着中医药学的临床实践，在保证中华民族繁衍昌盛的同时，也受到了临床实践的严格检验，并在这个严格检验过程中得到了巩固和发展。

中医药学在这个理论体系指导下的辨证施治，无论是扶正以祛邪，或是祛邪以安正，都是在于调整人体机能，恢复其阴阳气血的平衡协调，使邪无以容留而愈病。这对于西医尚未查出病原体的一些疾病，或虽查出病原体而用西医"对抗疗法"都"对抗不住"的一些疾病，就显得特别有优势。在 1955 年石家庄市"流行性乙型脑炎"的治疗，2003 年北京、广东"传染性非典型肺炎"的治疗中，都凸显了中医药学的治疗优势。然"一叶障目，不见泰山"，我们有些中国人的两只眼睛，却被"西方文化中心论"一叶所障，看不见民族传统中医药文化之作用，对广东运用中医药治疗传染性非典型肺炎的效果竟不屑一顾，拒绝参考。好在"兰生深山，不为无人而不芳"，中医药学将以其自己的独特疗效，屹立在世界医学之林！

中医中药不可分割

　　中医药学是伟大中华民族的一份宝贵财富，它有着悠久的历史，对中华民族的繁衍昌盛作出了巨大贡献。现在它正以自己的医疗效果和科学价值走向世界，我们必须把它发扬光大。

　　药，本作"藥"。《说文·草部》说："藥，治病草。"一些草木，本是先于人们发现其治病作用而存在。但只有当人们发现其治病作用并利用其治病作用而为人体治疗疾病时，它才是药物，否则，它仍然只是草木。俗所谓"认得它，是个宝，不认得它，是个草"。在人们运用它为人体治疗疾病，也就是在进行"医"的活动。而"医"也就在其中，故其"医"（不含非药物疗法的医疗活动）与"药"是一对孪生兄弟，不可分割。医，原作"醫"。《说文·酉部》说："醫，治病工也。"其"药"为"治病草"，而"医"为"治病工"，二者在"治病"活动的基础上紧密地联结在一起。没有"医"就无所谓"药"；没有"药"，也就不成其为"医"。只有医术高明，才能发挥药物的更大效能；只有药物质优，才能保证医疗的更高水平。

"医"与"药"二者一出生就互相联结，相互依赖，互相促进，同呼吸，共命运，存则俱存，伤则俱伤。在我国社会发展的长期过程中，医疗的发展，促进了药物的丰富和发展；药物的丰富和发展，促进了医疗范围的扩展和医疗水平的提高。它们互相促进，共同提高。二者分工不分家，总是在相互合作，同步发展。中医中药都代有发展，代有著述，就是一个很好的说明。在南京国民政府统治时代，出现了一个所谓"废医存药"现象。然而既废中医，其存中药何为？实际上，所谓"存药"者，乃把中药加以改造，变成西药，纳入西医药学系统，作为西药的补充。根据人民健康事业对医药的需要，补充西药，原未可厚非，但是，废止中医中药则是荒谬的，必然失败！

中华人民共和国成立后，中央虽然把"团结中西医"作为我国卫生工作四大方针之一，但卫生部门在相当一段时间内没有把中医摆在和西医同等重要的地位，使中医药的发展屡受挫折，未能取得应有的成就，导致了中医中药的严重脱节和中医中药后继乏人、后继乏术的严重局面。且以中药为甚。祖国的这一宝贵财富受到了巨大的损害，出现了中药品种奇缺，质量低劣，伪药充斥，医疗水平下降，效果欠佳的局面。中央有鉴于斯，在决定改变中医从属地位、让中医独立发展的基础上，又决定成立了"国家中医药管理局"，以统一管理中医、中药事业，改变中医、中药的脱节状况，使其二者密切配合，互相促进，同步发展。这无疑将对我国中医药事业产生积极的影响。然而，遗憾的是，现在却有人说什么"中药西药没有区别"。如果中药、西药真的没有区别，那么，试问：在我们日常生活中何以有"中药"、"西药"之称？在我国医药行业里又何以有"药材公司""医药公司"之分？这是客观存在的事实。谁都知道，中药多是稍事加工的天然药物，而西药则是化学制品，何谓"没有区别"？无论从其形态、生产、保管、调剂以及理论等方面二者都是不同的。况且从学术上讲，中药的使用，是在中医理论体系指导下才能发挥其较好效用；而西药的使用，是在西医理论体系指导下，才能发挥其较好效用。换言之，在中医理论体系指导下用以治病的药物，叫做中药；在西医理论体系指导下用以治病的药物，叫做西药。二者有着明显的区别。然而在中央决定把中医中药实行统一管理的时候，某些人抛出"中药西药没有区别论"，以支持某些人为了本部门利益，无视中医药事业发展和人民保健的需要，把中药的教育、研究、经营机构并入西药机构内，对我国统一管理中医中药造成了障碍，干扰了中央决策的顺利实行，这是非常有害的，应该迅速予以纠正。并尽快理顺地方的中医药管理体制，为中医药事业的发展和走向世界奠定良好基础。

中医学的阴阳学说

一、阴阳是事物存在的普遍规律

中医学的阴阳学说，"有名而无形"（《灵枢·阴阳系日月》），是事物抽象出来的一对基本概念，是事物普遍存在的对立统一规律。它阐明一切事物都存在着互相对立的两个方面，这两个方面又互相联系，并通过这两个方面的互相斗争促进事物的发展。《素问·阴阳应象大论篇》说："阴阳者，天地之道也，万物之纲纪，变化之父母，生杀之本始，神明之府也。"正表达了这种辩证法的思想观点。

《素问·六节藏象论篇》说："天为阳，地为阴；日为阳，月为阴。"《素问·金匮真言论篇》说："外为阳，内为阴。"《素问·明阳应象大论篇》说："水为阴，火为阳。"《素问·阴阳别论篇》说："去者为阴，至者为阳；静者为阴，动者为阳；迟者为阴，数者为阳。"表明阴阳是事物对立的两个方面。这阴阳对立的两个方面，普遍存在于一切事物中，没有任何一个事物是不存在阴阳对立的两个方面的。《素问·阴阳离合论篇》说:"阴阳者,数之可十,推之可百,数之可千,推之可万,万之大不可胜数,然其要一也。"由于事物范围的极其广大和事物发展的无限性,而每一具体事物及其发展的每一具体过程又都有自己特殊的运动形式,其每一具体事物及其发展的每一具体过程的特殊运动形式,又都是采取对立的矛盾运动,所以事物对立的两个方面的"阴阳"可以多到"不可胜数"的程度,如事物对立的两个方面还有升降、上下、出入、先后、左右、幽明、昼夜、刚柔、寒热、清浊、成败、生死、开闭、表里、奇偶、终始、虚实、盛衰、补泻、标本、消长、大小、方圆、有无、形神、正邪、顺逆、往来、缓急、弛张、远近、泽夭、治乱、祸福、善恶、吉凶、胜负、强弱、滑涩、浮沉、短长、雌雄、主客、气血等等。这些事物对立的两个方面,都可以用"阴阳"二字概括。

《素问·天元纪大论篇》说:"阳中有阴,阴中有阳。"事物的阴阳两个方面,在一定条件下,共处于一个统一体中。而事物阴阳对立的两个方面,不是互不相干、各自孤立的,而是互相联系、互相依赖的,古人叫做"阴阳互根"。阴阳双方都以一方作为另一方的生存条件,没有对方,自方也就不能存在。如没有生,死就不见;没有死,生也不见。没有上,无所谓下,没有下,也无所谓上。没有邪,无所谓正;没有正,也无所谓邪。没有升,无所谓降;没有降,也无所谓升。没有寒,无所谓热;没有热,也无所谓寒。没有虚,无所谓实;没有实,也无所谓虚。没有缓,无所谓急;没有急,也无所谓缓……所以古人说:"孤阴不生,独阳不长。"—切对立的双方都是这样，因一定的条件，一方面互相对立，一方面又互相联结，互相贯通，互相渗透，互相依赖，互相为用。《素问·阴阳应象大论篇》所说"阴在内，阳之守也，阳在外，阴之使也"，就是说明这种情况。

二、阴阳是事物发展的动力

《素问·天元纪大论篇》说："阴阳不测谓之神。"所谓"神"是存在于事物内部保证事物发展变化而为事物本身所具有的生机；所谓"神"，是事物发展的内部力量，是促进事物发展变化的动力。而"神"又是事物对立统一的阴阳运动产生的。阴阳无极，"神"普遍存在于一切事物过程中，并存在于一切事物发展过程的始终。"神也者，妙万物而为言者也"（《周易·系辞上》）。《素问·天元纪大论篇》说："曰阴曰阳，曰柔曰刚，幽显既位，寒暑弛张，生生化化，品物咸章。"

三、阴阳的相互消长和相互转化

中医学阴阳学说认为，一切事物都是不断运动、不断发展、不断变化的，而任何事物的运动都采取相对的、静止的状态和显著的变动的状态，即"渐变"和"突变"两种运动形式。事物在渐变过程中，阴阳对立的两个方面，或此消彼长，或此长彼消，一方面减少，另一方面即增加，它只有数量的变化，没有质量的变化，这在阴阳学说里，叫做"阴阳相互消长"，当事物处在突变过程中，则阴阳对立的双方，各依一定的条件，向自己对立的方面进行转化，事物量变达到某一点，发生质的变化。《素问·阴阳应象大论篇》所谓"重阴必阳，重阳必阴"，就是说明阴阳对立双方在一定条件下的相互转化。

四、阴阳的斗争和平衡

《素问·阴阳应象大论篇》说："阴阳者，天地之道也，万物之纲纪……"阴阳存在于一切事物中。事物阴阳对立的两个方面，既是互相联系，互相依赖，又是互相排斥，互相斗争着的。阴阳的斗争，贯穿于一切事物过程中，贯穿于一切事物发展过程的始终。《灵枢·根结》说："阴道偶，阳道奇。"张介宾注："奇者，数之单，如一、三、五、七、九是也；偶者，数之拆，如二、四、六、八、十是也。"阴阳的奇偶，表示了阴阳基本形态的不平衡性，表示了阴阳对立双方的完全不等同。一、三、五、七、九的基数和二、四、六、八、十，具有强烈的差异性；《素问·太阴阳明论篇》说："阳道实，阴道虚。"虚者不足，实者有余，不足和有余，也表示了阴阳对立双方的强烈差异性。阴阳学说基本规律的虚实奇偶，正表明了阴阳对立双方斗争的无处不有和不断存在。而且还明确提出了"阴胜则阳病，阳胜则阴病"（《素问·阴阳应象大论篇》）阴阳斗争的观点。但事物的运动处在第一种状态即渐变过程的时候，因为它只有数量的变化，没有性质的变化，所以显出好似静止的面貌，这就是中医学所说"阴阳调和""阴平阳秘"这一阴阳动态平衡的实质。阴阳动态平衡的观点是中医学中一个极为重要的观点，只有在阴阳取得相对平衡的状态下，机体才得以维持健康，一旦阴阳失去平衡，疾病随之产生。

中医学的五行学说

一、五行学说的形成和演变

五行学说，是我国古代的一种哲学思想。它存在于我国古代天文、历法、医学、农业、历史、军事、星相等各个方面。它的形成，是有着一个发生发展的过程。我们弄清楚五行学说的产生过程和形成时代及其演变情况，对于正确理解它的作用，是极为重要的。

五行学说产生在春秋战国时代，它是在"万物本原唯水说"的基础上发展而来的。根据马克思主义的观点，人类对客观世界的认识，总是由低级到高级，由简单到复杂，由片面到更多的方面。这是人类认识史发展不可逾越的规律。在原始社会里，由于生产水平十分低下，人们对于一些自然变化无法理解，就误以为有一种超自然的力量在起作用，产生了"神"的观念，出现了巫祝；到了殷商时代，人们逐渐意识到男女两性交合就发生变化产生下一代，没有神的作用，于是"近取诸身，远取诸物"（《周易·系辞下》），"引而伸之，触类而长之"（《周易·系辞上》），由人身推及到世界万物的产生，后来，人们在生活生产实践中，发现了天地物体都有水，因而认为世界万物的生长发展都离不开水，提出了水是生成万物之本源。《管子·水地》说："……是以水者，万物之准也，诸生之淡也，违非得失之质也，是以无不满无不居也，集于天地而藏于万物，产于金石，集于诸生，故曰水神。集于草木，根得其度，华得其数，实得其量；鸟兽得之，形体肥大，羽毛丰茂，文理明著。万物莫不尽其几……故曰水者何也，万物之本原也，诸生之宗室也，美恶贤不肖愚俊之所产也。"水既是没有生命的东西的基础，又是一切生物发生和成长的泉源，这就给万物起源作了唯物主义的解释，体现了"万物本原唯水说"。

这里只是提出了"水"这个单一物质作为世界万物生成的本原。由于冶炼术的改进和发展，在春秋时代，铸铁发明了，铁的质量提高了，铁被广泛应用于农业生产和其他许多方面，促进了我国古代手工业和农业的巨大发展。随着生活生产的实践，人们逐渐认识到一切孤立的单一东西都是不能变化发展的，因而他们在水的基础上，又提出了日常生活中不可缺少的"水""火""木""金""土"这五种不同性能的物质形态为生成世界万物的本原，《国语·郑语》所载"以土与金、木、水、火杂，以成百物"之文，正说明了这一点。古人在探讨万物起源的过程中，根据人们认识发展史的规律来说，从单一的"水"进而发展到"水""火""木""金""土"五者的杂合是很自然的。《尚书·洪范》所列五行的次序："一曰水，二曰火，三曰木，四曰金，五曰土"，这种"水""火""木""金""土"

五者杂合产生万物的观点是从单一的"水"产生万物的观点发展而来的。

万物本原五行说认为,世界一切事物都是由水、火、木、金、土等五种不同性能的物质杂合组成的,因而事物都具有与水、火、木、金、土相类似的五种特性,于是就用取象比类的方法,把各种事物从属于水、火、木、金、土等物质之下,而用五行学说给以阐明。

春秋时代及其以前的一些哲学家把某一种或某几种特殊的物质作为世界的本原,这是唯物主义的。它的意义在于解决了世界的物质性问题,有力地打击了殷周以来奴隶主阶级所鼓吹的反动的"天命观"。使人们的思想从宗教迷信的束缚下解放了出来,促进了我国古代生产的发展。他们的缺点就是把物质和物质的个别形态混为一谈,用某些特殊性质的物质来说明所有的东西,特别是说明与其性质相反的东西。这是古代朴素唯物主义的共同特点。

在"以土与金、木、水、火杂,以成百物"的"万物本原五行说"的认识论产生以后,人们在社会实践中,进一步观察了客观世界,认识了有水湿的地方可以生出草木,草木燃烧即有火,火后剩余的为灰土。金是在土中生成的,而金熔化后又为水液。还认识了金属物质可以砍杀草木,草木钻出而土裂,土可遏止水流,水可以灭火,火可熔金。他们认为前者是"相生",后者是"相胜",后者亦即后世所谓的"相克"。同时,他们也发现了客观世界的每一事物都是在不断运动,都是在不断发生、发展和变化着,而每一事物的运动变化都和它周围的事物相关联,于是就用五行相生相胜来阐明世界运动变化的规律，产生了"五行生克说"，这就使解释万物本原的五行说演变为解释事物运动变化的五行说，使五行学说从古代朴素唯物论的认识论演变为古代朴素辩证法的方法论。这个演变完成时代，大约在战国早期。解释万物本原的五行学说这时已被更能说明世界物质性和统一性的精气学说所代替。

五行学说的出现，严重地打击了静止不变的形而上学观点，促进了我国古代思想的发展，促进我国古代生产和科学的发展，所以在战国时期，五行学说得到了广泛的流行。但是五行学说的辩证法思想，带有朴素的自发的性质，由于时代的局限还不可能有完备的理论，不可能完全合乎客观世界的规律，因而不能完全解释宇宙，它虽然阐明了世界是一个统一的整体，但它解释具体事物不清楚，因而对总的解释也是笼统的；它用"取象比类"的方法，把世界万事万物的相互关系，都用这五种不同性能的水、火、木、金、土的相生相克的公式去硬套，使世界上复杂事物都局限于水、火、木、金、土五者之中，这就抹杀了客观事物的质的多样性及其复杂联系。正是这些缺陷的存在，使它不可能真正揭示出世界事物的本质，因而它就容易被唯心主义者所歪曲、所利用。

二、五行学说在中医学中的价值

五行学说是中医学理论体系的组成部分。几千年来，它与阴阳、藏象等学说一直指导着中医学的临床医疗实践。现在就来谈一谈它是怎么样进入到中医学里来的，在中医学里究竟有多大价值。

在古代，我国劳动人民在长期的生活生产实践中，创造了许多医疗方法，并在长期的医疗活动中，在不断与疾病作斗争的过程中，在人体解剖实验中，通过无数次的经验积累，逐渐地认识了人体藏府组织的功能活动和病理变化，逐渐地认识了人体藏府组织之间的相互关系，逐渐地认识了导致人体发病的致病因素，逐渐地认识了人和外界环境的相互关系，逐渐地认识了药物和其他疗法的治疗作用。人们通过对医疗实践经验的总结，使这些认识深化，初步形成了理论，又放到了医疗实践中检验。春秋战国时期，我国古代农业、手工业得到了较大的发展，推动了医学前进，也产生了先进思想，从而促进了我国古代社会的变革。

医学家们为了适应当时社会生产发展的需要，把医学向前推进了一步，以"阴阳五行学说"为指导，对战国时代及其以前的医疗经验和医学理论进行了一次全面总结，把人们对医学世界的认识引向深入。例如古人在医疗实践中看到腹满喜按，口淡无味，不欲饮食，疲乏无力等，认为是脾的病变，于此推论出脾的生理功能是运化水谷精微以生气血，为了说明为什么独有脾能运化水谷精微以生气血而他藏不能，就根据"土爱稼穑"的理论，用取象比类的方法，认定"脾属土"。再例如古人在医疗实践中看到脾病腹满喜按，不欲饮食等导致了肺司呼吸的功能失常而病少气不足以息，于此推论出脾有促进肺藏功能活动的作用，为了说明脾和肺的关系不同于和他藏关系的所以然，就根据五行生克学说，认定这属"土生金"。又例如古人在医疗实践中看到肝病胁肋胀痛，急躁易怒等导致了脾的运化功能失常而病腹满不食，于是推论出肝有抑制脾藏功能活动的作用，为了说明肝和脾的关系不同于和他藏关系的所以然，就根据五行生克学说，认定这属"木克土"，等等。后来医学家在五行学说的思想指导下，在医疗实践中，紧密联系临床实际，创造了"虚则补其母""实则泻其子"的治疗原则和"滋水涵木""培土生金""佐金平木""扶土抑木""壮水制火"以及"执中央以运四旁"等治疗方法，指导着中医学的临床实践。但是，五行学说的辩证法思想，是不彻底的，它解释事物较笼统，没有也不可能提出要"继续地向着尚未研究过的或者尚未深入研究过的各种具体的事物进行研究，找出其特殊的本质"，因而使中医学没有能够随着医疗实践的发展而对医学上的发展了的东西进一步地深入研究，五行学说代替了具体医学理论的创造，束缚了中医学的发展。因此，对于五行学说中具有医学实践内容的部分，应该给以继承，研究，发扬；对于脱离医疗实际的唯心部分，应该给以扬弃和否定。五行学说指导医疗实践，也只是在一定场合中适用，不能把它当作疾病发展的普遍规律到处搬用，到处硬套。它必须以临床现象为基础才是有用的，如果把它在医学中的作用稍一夸大，就要陷入唯心主义。

五行学说与中医学

　　阴阳学说和五行学说是我国古代的哲学思想，原是两种哲学派别，后至战国时期，由邹衍将二者合为一家。这里首先谈一下五行学说的形成和演变，然后再讨论五行学说与中医学的关系。

　　五行，首见于《尚书·洪范》。古人对事物生成的认识，曾认为水是生成万物的本源。由于实践的发展，逐渐认识到，单一的东西不能产生新的事物，遂提出事物的生成都是由金、木、水、火、土五者杂合而成。故《国语·郑语》说："先王以土与金、木、水、火杂，以成百物。"由此可见，五行学说是以五种物质来说明事物的生成，体现了我国古代唯物主义认识论的观点。

　　《尚书·洪范》说："水曰润下，火曰炎上，木曰曲直，金曰从革，土爱稼穑。"这说明水的性质是就下的，火的性质是向上的，木的性质是能曲能直的，金的性质是可以变革事物的，土的性质是与五谷生成有关。在此时尚未出现五行的相生相克理论。

作为认识论的五行学说与当时医学的发展尚无密切联系。

随着社会实践的发展，人们对于事物的认识逐渐深入，发现各个事物都存在着相互联系和相互制约的关系。木燃烧就是火，火烧后成灰土，金石生成于土中，金熔化后成水液，草木生成赖水滋，这是一方面；另一方面还发现草木破土而生长，火熔化金石，土可遏制水流，金可砍伐草木，水可灭火。于是产生了五行学说的相生相克，藉此说明各种事物的相互联系和不断发展。这就体现了我国古代朴素的辩证法。自此，五行学说由认识论演变为方法论，并逐步为中医学所吸收和运用。

在春秋战国时期，由于农业、手工业的发展，促进了各自然学科的发展，医学科学也发展到了一个相当高的水平，迫切需要将丰富的实践经验总结整理，加以提高。因此，我国古代医学家采用了当时先进的哲学思想（即阴阳五行学说）作为自己的指导思想，对当时及其以前的医疗经验和医学知识进行了总结整理，创造了中医理论，形成了比较完整的理论体系，为中医学的不断发展奠定了坚实的基础。

五行学说和阴阳学说在中医学的应用，阐明了医学领域是一个有机的统一整体，各个事物之间都是互相联系，互相促进，互相制约的，还阐明了医学领域中的一切事物都是在不断变化和不断发展的。这就决定了中医在诊疗过程中，必须要在整体观念指导下，对具体问题作具体分析，对疾病进行辨证施治，做到"病万变药亦万变"。如果"病变而药不变"，则"向为寿民，今为殇子矣"。即机械用药治病不仅无益于治疗，而且是会有害于人体的。

五行学说与中医理论的联系极为密切，是中医学的哲学基础。我们常用的"滋水涵木""培土生金"等概念，已不属哲学范畴，而发展成为中医理论的一部分了。

　　以上表明，五行学说促进了我国古代医学的发展，在今天的临床医疗实践中它仍然在发挥着有力的指导作用。但是五行配五藏，说明每一藏都以我生、生我、我克、克我的关系与其他四藏直接联系，而不是五行相生相克的无限制的团团转关系。在临证运用中，只能用以认识疾病，解释疾病，从而治疗疾病，而不能无原则地推论疾病。因此，我们必须正确对待五行学说，学习和研究五行学说，从而加以全面掌握，发扬其对中医学的有利作用。

藏象学说及其产生的客观基础

藏象学说，是中医学理论体系中的一个重要组成部分，它在中医学理论中占有极为重要的地位，是中医学其他理论的基础。它在我国民族的绵延和发展上，曾经起过重大的保证作用，它以临床实践为基础，几千年来又指导了中医学的临床实践。

藏象学说广泛地应用于中医学的解剖、生理、病理、诊断、治疗、方药、预防等方面，是中医学基础理论之一，对临床各科的医疗实践都起着重要作用。

一、藏象学说的基本概念

"藏象"一词，首先见于《素问·六节藏象论篇》。所谓"藏象"，张介宾谓是"藏居于内，形见于外"。藏象学说，是研究人体各藏府组织器官的生理功能、病理变化和相互联系以及与外界环境相互关系的学说。它也以我国古代朴素辩证法思想——"阴阳五行学说"为指导，论述人体是一个以五藏六府为中心、以"心"为主导，通过经络运行气血到各部，不断产生神的活动，并按"以类相从"的规律，把人体各部分组织联结成一个既分工又合作、与外界环境息息相通，从而维持人体生命活动的有机整体。

二、藏象学说的内容及其主要功能

藏象学说主要有下列两个部分，这两个部分又互相联系、互相依赖而不可分割。

藏府：包括五藏、六府和奇恒之府。在中医学里，心（包括心包络）、肝、脾、肺、肾称为五藏（附命门）；胆、胃、小肠、大肠、膀胱、三焦称为六府；脑、髓、骨、脉、胆、女子胞称为奇恒之府。由于奇恒之府的各府分别从属在其他藏府，故一般只称"五藏六府"。五藏的共同功能是"藏精气而不泻"，六府的共同功能是"传化物而不藏"。《素问·调经论篇》说："血之与气，并走于上，则为大厥，厥则暴死，气复反则生，不反则死。"血气相并即为邪，邪入藏府，气机阻塞致人暴死，然身温和而汗自出则为入府；府气"传而不藏"，邪气传出，正气复反，人即苏醒而生。如唇口青而身逆冷则为入藏；藏气"藏而不泻"，邪气不出，正气不得复反，人不苏醒，唯死而已，故《金匮要略·藏府经络先后病脉证并治》说："问曰：寸口脉沉大而滑，沉则为血实，滑则为气实，血气相搏，入藏即死，入府即愈，此为卒厥，何谓也？师曰：唇口青，身冷，为入藏，即死，如身和，汗自出，为入府，即愈。"（此文原有错简，今据《千金要方·平脉·三关主对法》文改正）至于各藏府的具体功能，列述如下：

（一）五藏

1. 心　居膈上。心将进入经脉内的津液化赤生血，主一身之血脉而推动血液在经脉内运行不息，藏神而主导全身，其华在面，开窍于舌，在液为汗，在志为喜。其经手少阴。

【按】心主血脉，《素问·八正神明论篇》说："血气者，人之神。"《灵枢·营卫生会》说："血者，神气也。"血是神的物质基础，血气流行到那里，那里组织得到营养，就产生神的活动，发挥其正常功能。神在不同的部位，发生不同的作用，我们叫它不同的名称，如在心为神，在肝为魂，在肺为魄，在脾为意，在肾为志。

附：心包　心包附有络脉，其络脉是通行气血的径路。心包为心之屏障；又引心火下入肾中。其经为手厥阴。

2. 肝　肝居右胁，气行于左。随人体动静调节血液流量（藏血），肝藏魂，性喜条达，有疏泄之用，主一身之筋而司肢体运动，其华在爪，开窍于目，在液为泪，在志为怒。其经足厥阴。

【按】《素问·阴阳应象大论篇》说："左右者，阴阳之道路也。"肝属木，为阴中之少阳，主人身生发之气，旺于东方，东方在左，故其气从左上升，《素问·刺禁论篇》所谓"肝生于左"是也。惟其气从左上升，故为病亦有见于左者。如《难经·五十六难》说："肝之积，名曰肥气，在左胁下，如覆杯，有头足，久不愈，令人发咳逆痎疟，连岁不已。"《金匮要略·疟病脉证并治》所载"鳖甲煎丸"之治"内有癥瘕，外有寒热"的"疟母"，其癥瘕就正在左胁下。至于肝体居右而脉行两胁以及其他功能失常而导致的病证，一般中医书均已论述，故这里从略。

3.脾　脾居于大腹，在胃的下方，其形扁长。主消磨水谷，运化水谷精微，统摄血液沿一定的道路朝一定的方向运行，藏意，主肌肉四肢，其华在唇，开窍于口，在液为涎，在志为思。其经足太阴。

【按】脾属土，位居中焦，水谷在中焦消化后，化生出水谷精微，通过脾的运化功能，将其输送到人体的不同都位，产生出不同的营养物质，即将其中的"精专"部分输送到肺脉，变为红色而成血；循十四经脉运行，将其中的"慓悍"部分输送到上焦化为气；将其中的另一部分输送到肾藏化为精；将其中还有的一部分通过三焦输送到皮毛肌腠关节孔窍以及脑髓之中化为津液。

4.肺　肺居胸中，行气于右。主一身之气，司呼吸、声音，藏魄，性喜肃降，能通调水道下输膀胱，主宣发而外合皮毛，开窍于鼻，在液为涕，在志为悲。其经手太阴。

【按】肺属金，为阳中之少阴，主人身收杀之气，旺于西方，西方在右，故其气从右下降，《素问·刺禁论篇》所谓"肺藏于右"是也。惟其气从右下降，故为病亦有见于右者。如《难经·五十六难》说："肺之积，名曰息贲，在右胁下，覆大如杯，久不已，令人洒淅寒热，喘咳，发肺壅。"临床上，亦每见急性病咳嗽时牵引右胁疼痛者。

5.肾　肾居腰里，左右各一。主水，藏精，为生殖之本，生髓充骨通脑，其华在发，为作强之官而出伎巧，藏志，主纳气，开窍于耳及前后二阴，在液为唾，在志为恐。其经足少阴。

【按】肾藏精，为先天之本，一以其精繁衍后代，一以其精营养本人藏府经络、肢体百骸。

附：命门 为肾中真阳，原气之所系，男子以藏精，女子以系胞。

（二）六府

1.胆 胆附于肝，气通于心。贮存精汁，主决断，有疏泄之用。其经足少阳。（又为奇恒之府）

【按】胆藏精汁，故于六府内独主情志活动。《灵枢·九针论》说："胆为怒。"胆气通于心，心藏神，胆气上扰心神则病哭笑无常，今人每用温胆汤加味治疗惊悸失眠，收到较好效果。

2.胃 胃居上腹部，上与贲门处接食道，下与幽门处交小肠。主受纳和腐熟水谷，与脾为后天之本，气血生化之源。其经足阳明。

【按】《灵枢·玉版》说："人之所受气者，谷也。谷之所注者，胃也。胃者，水谷气血之海也……"饮食水谷入胃，通过胃脘的阳气熟腐和脾的消磨进行消化。胃阳不足，失其熟腐之用，则水谷不化而大便带完谷，治则暖中温胃以助熟腐，如用所谓"助消化"的消积导滞之山楂、麦芽等克伐人的生气则谬矣！

3.小肠 小肠居小腹内，上与幽门处接胃的下端，下与阑门处交大肠。主对胃府移下来的已经消化过的食糜作进一步消化，然后通过济泌别汁的作用，在阑门将其中清的部分（水液）挤而滤入下焦渗进膀胱，将其中浊的部分（糟粕）送入大肠。其经手太阳。

4.大肠　大肠上与阑门处接小肠下端，下即肛门。主对小肠送下来的糟粕部分进行燥化形成粪便，然后通过传导作用将粪便从肛门排出体外。其经手阳明。

5.膀胱　膀胱居小腹内，贮存津液，化气布津，排泄小便。其经足太阳。

【按】《素问·灵兰秘典论篇》说："膀胱者，州都之官，津液藏焉，气化则能出矣。"膀胱贮存津液，通过少阳三焦的决渎作用，得到气化，一部分上升为气，敷布藏府空窍；一部分下出为尿，排出体外。《伤寒论·辨太阳病脉证并治》说："若脉浮，小便不利，微热消渴者，五苓散主之。"正是膀胱蓄水，气化失常，无以上升为气而渴欲饮水，无以下出为尿而小便不利，故治用五苓散化气利水，气化则津布而口渴自止。

6.三焦　三焦居藏府之外，为五藏六府之外郭。根于肾系，为原气之别使，主持诸气，司决渎，通行水道。其经手少阳。

上焦如雾，中焦如沤，下焦如渎。三焦者，水谷之道路，气之所终始也；上焦主纳，中焦主化，下焦主出。

（三）奇恒之府

1.脑　脑居颅骨腔内，为髓之海，通于眼、耳、鼻、口，为"元神之府"，肾精所养，心神所居。

2.骨髓　髓居于骨腔，会聚于脑，为精液所化成，充养全身骨骼。

3.骨　骨分布全身，赖筋联缀，为髓之府，支架人体。

4.脉　脉分经脉和络脉两类，网布周身，联结人体内外上下，壅遏营气，令无所避，为"血之府"，运行血气周流全身，营养五藏六府、四肢百骸和五官九窍。

5.胆　胆已于上述"六府"之中论述，本处从略。

6.女子胞　女子胞居于小腹内，在膀胱之后方，为冲、任、督三脉的发源地。主通行月经，孕育胎儿。男子精室则贮精液。

藏象学说从整体观念出发，认为藏府的生理功能以及藏府之间、藏府和其他组织器官之间的相对平衡协调（通过经络气血的联系和调节），维持着人体的正常生命活动；机体和外界环境保持对立统一关系，是通过藏府和所属组织器官的机能活动来实现；致病因素作用于机体后，疾病的发生、发展和转归，也主要是取决于藏府和所属组织器官的机能状态。

三、藏象的实质

中医学所说的藏府，不仅仅是指解剖学上的实质藏器，更主要的是指功能单位，是人体生理功能和病理变化复杂反映的概括。中医学所谓藏府和精、神、气、血、津液等的机能活动，实质上就是整体的活动。因此，决不能单纯以现代医学的解剖学、生理学以及病理学的观点去理解，而应把它看成是历代医学家认识和研究机体生理功能及病理变化的理论概括。

中医学的藏象学说，其产生和发展，是有着客观基础的。

（一）解剖试验

解剖试验在我国古代文献中，记载是很多的，现在择其要者抄录几段：

（1）《灵枢·经水》说："若夫八尺之士，皮肉在此，外可度量切循而得之，其死可解剖而视之……"

（2）《吕氏春秋·贵直论·过理》说："截涉者胫而视其髓……剖孕妇而观其化，杀比干而视其心。"

（3）《战国策·宋策》说："剖伛之背，锲朝涉之胫。"

（4）《汉书·王莽传》说："翟义党王孙庆捕得……太医尚方与巧屠共刳剥之，量度五藏，以竹筵导其脉，知所终始，云可以治病。"

（5）郭璞注《山海经·海内经》引《开筮》说："鲧死三年不腐，剖之以吴刀。"

（6）《内经》《难经》所载人体藏府的位置、形状、大小、长短、轻重、坚脆以及盛谷之多少等，正是我国古代医学对人体解剖的观察和记录。它所得的许多数据和现代解剖学知识相近。

（7）还有宋代欧希范《五藏图》和杨介《存真图》以及清代王清任《医林改错》等，也表明我国古代进行了人体解剖的活动。

（二）长期的生活观察

（1）人体穿着同一衣服，瘠则不病，胰则易病。因而认识到卫气"温分肉，充皮肤，肥腠理，司开阖"而"日行于阳，夜行于阴"。

（2）小孩子哭泣则涕泗交流而时现咳嗽。因而认识到肺主悲，在液为涕，在变动为咳。

（3）饱甚则腹部胀痛。因而认识到胃居腹里而主纳谷、熟腐。

（4）饮食太甚（包括饥甚）则口流清涎。因而认识到脾主消磨水谷，在液为涎。

（5）忍尿劳作则牙齿松动疼痛。因而认识到肾合膀胱，主骨，为作强之官，齿为骨之余，劳则伤肾。

（6）忍尿吹"号"则尿胀消失。因而认识到膀胱藏津液，气化则出；上升为气，下出为尿。

（7）天热则汗出，汗出过多则心慌。因而认识到热气通于心，心在液为汗。

（8）天寒则尿多。因而认识到寒气通于肾。

（三）大量的临床实践

从病理现象推论出生理功能，《素问·玉机真藏论篇》有"善者不可得见，恶者可见"之语。例如：

（1）受凉感寒则病恶寒，发热，咳嗽，鼻塞，流清涕——风寒伤肺。因而推论出肺合皮毛，开窍于鼻，在变动为咳。

（2）胸满，咳喘，浮肿，小便不利——肺气壅塞，水液以从其合。因而推论出肺居胸中，外合皮毛，其气清肃下行，通调水道。

（3）鼻孔时时衄血，心慌，心烦，面色㿠白——血不养心。因而推论出心主血，藏神，其华在面。

（4）腹时膨满，肠鸣，大便稀溏，食欲不振，四肢不温——脾虚湿困。因而推论出脾居腹里，主四肢，能消磨水谷，运化津液而性恶湿。

（5）头昏，腿瘦，腰痛，滑精，头发枯槁脱落——肾不藏精，精亏无以生髓荣发。因而推论出肾居腰里，藏精，生髓充骨，脑为髓之府，其华在发。

（6）小腹账满，小便不利，口渴欲饮水，发热恶寒——水热互结，津不化气。因而推论出膀胱居小腹，主藏津液，外应腠理毫毛。

总之，藏象学说是古人从长期生活、临床实践，以及对人体解剖粗浅的认识基础上，通过综合、分析、比拟、推演而概括出来的对人体的生理、病理、诊断、治疗等的理论总结。深入开展藏象学说的研究，对继承发扬祖国医学遗产，促进中医现代化具有重要意义。因此，我们必须在辩证唯物主义指导下，贯彻"实践第一"的原则，在医疗实践中，用现代科学的知识和方法，对中医学的藏象学说给以认真的切实的研究，探讨出它的实质，把它提高到现代科学水平上来。

藏象学说是辨证论治的理论基础

所谓"辨证论治"，就是在中医学的理论指导下，根据病人的临床表现辨别其病的性质，确立治疗的方法。这是中医学的特点，也是中医学的精髓。中医学认为，人体发病，都有其一定的内在因素和外在因素；而其发病后人体所表现出来的每一临床现象都不是各自孤立的，而是与其他各个临床现象有着密切的内在联系，并且各个临床现象的出现，也不是杂乱无章的，而是有其规律性。因此，临床上对疾病的"施治"必须"辨证"，而"辨证"则又必须"在中医学的理论指导下"进行。这是中医学的整体观念，它里面含有非常宝贵的辩证法内容。

中医学在临床活动中，运用望、闻、问、切等"四诊"方法，全面收集其疾病资料，然后在中医学的理论指导下，对占有资料进行细致的研究和分析，找出疾病的本质，并依此而确立其战胜疾病的方针。例如：我们收集到头痛、项强、发热、恶风、汗出、脉浮缓等证象的时候，并不能理解它是一个什么病证，也不能理解它的发生原因，只有当我们用中医学的基本理论为指导进行分析之后，用中医学的观点把它加以整理、加以组织、加以研究之后，我们对它具有了理性认识，才会懂得它是"中风病"，它是风邪中于人体太阳经的所谓"表虚证"，才能判别它和伤寒病的头痛、项强、发热、恶寒、无汗而喘、脉浮紧等所谓"表实证"麻黄汤方的证治不同。又如，《伤寒论·辨太阳病脉证并治》说："伤寒，脉结代，心动悸，炙甘草汤主之。"在临床上疾病所表现出来的证象除"脉结代，心动悸"而外，可能还会有"头昏""目眩""失眠""多梦"，以及"面色㿠白""肢体无力"等征象出现，但这些都是次要的，只有心藏真气虚的"脉结代，心动悸"是其主征，是其主要矛盾，所以用炙甘草汤方补中焦之汁以资益真气。

正虚容易受邪，邪伤必定害正。人体的患病，是既有邪气的存在，同时也是正气的衰弱。在治疗工作中，必须依据疾病的临床表现进行分析，辨别出其病是偏于邪气之盛抑或是偏于正气之衰，从而确定其攻邪抑或补正的治疗方法。《伤寒论·辨霍乱病脉证并治》说："霍乱，头痛，发热，身疼痛，热多欲饮水者，五苓散主之；寒多不用水者，理中丸主之。"二者都是湿邪扰于中焦，中焦之气挥霍缭乱使然。但前者"欲饮水"，标志着其主要的矛盾方面在外邪偏盛，用五苓散宣阳化气、驱除外邪；后者"不用水"，标志着其主要的矛盾方面在正阳偏虚，用理中丸温阳助正、调理中气。

表证可以入里，里证可以出表。疾病在其发展过程中，总是依赖自己的内部规律在不断地传变或转化。而疾病在其传变或转化的时候，由这方面飞跃到另一方面，就具有了另一方面的特点，具有了不同质的内容。因此，在临床工作中，要不断地根据疾病新的情况，采取相应的新的治疗方法。《伤寒论·辨太阳病脉证并治》说："脉浮者，病在表，可发汗，宜麻黄汤。"（按《伤寒论》的一般读法，本节当寓有头疼、体痛、发热、恶寒、无汗、脉紧等证象在内）。同篇又说："病发热头痛，脉反沉，若不差，身体疼痛，当救其里，宜四逆汤。"前者"脉浮"是伤寒病的太阳表证，用麻黄汤发表泄卫以散寒；后者"脉反沉"，是其病已伏少阴之机，是伤寒病的太阳表证正向少阴里证转化，用四逆汤温里助阳以驱寒。

疾病的发展和变化，既然都不是以人们的意志为转移，而是以它自己的规律在发展，我们就绝对不可用一个方套定一个病、一个病固定一个方，而应该认识并掌握它的规律。中医学的基本理论，就是对各种疾病普遍规律的总结。掌握了它，就能很好地在临床上辨证施治，就能正确地认识疾病，从而战胜疾病。

我们知道，每一疾病在其发展过程的每一阶段都有其自己的一定特点，而许多互不相同的疾病在其发展的过程中，时常又可有相同的病理机制。因此，在临床工作中，往往一个治疗方法，不能适用于一个疾病发展的全部过程，如麻黄汤方只能适用于伤寒病的太阳表证，不能适用于伤寒病的少阴里证，而一个治疗方法，却又可能适用于许多疾病发展过程中在病理机制上相同的某一过程，例如真武汤方既能适用于伤寒病中的肾阳虚弱不能制水，又能适用于水气病中的肾阳虚弱不能制水。这就是中医学"同病异治""异病同治"的客观基础。

《金匮要略·血痹虚劳病脉证并治》说："虚劳腰痛，少腹拘急，小便不利者，八味肾气丸主之。"同书《消渴小便不利淋病脉证并治》说："男子消渴，小便反多，以饮一斗，小便一斗，肾气丸主之。"这二者虽是两种疾病，且小便症状一是"不利"，一是"反多"，但它们的本质却是一个，在发病原因上都是房劳伤肾，在病理机制上都是肾气虚弱，所以都可以用肾气丸滋阴补阳以蒸化肾气。应该指出，病人的临床症状，只是疾病的现象，而非疾病的本质，一个医学临床工作者，在医疗活动中，只触及到疾病的外部现象，不深入到疾病内部，不抓住疾病的本质，是不能认识疾病、战胜疾病的。但是，另一方面，研究疾病的本质，又得从疾病的现象入手，现象是本质的反映。

中医学在长期的医疗实践中，根据各种疾病发展的规律，创立了各种不同的辨证方法，如"八纲辨证""藏府辨证""六经辨证""卫气营血辨证"和"三焦辨证"等，分别适用于治疗各类不同的疾病。

八纲辨证是概括性的辨证纲领，用以说明疾病的大体性质和总趋向，而藏府辨证、六经辨证、卫气营血辨证和三焦辨证，是杂病、伤寒和温病的具体辨证方法，各有其特点和应用的范围。它们都是以藏象学说为其理论基础的，并在医疗实践中充实和发展了藏象学说。

一、藏府辨证

一般用于杂病。它是以疾病过程中正、邪斗争和藏府机能失常所反映出的证候作为辨证依据，来判断疾病的病因、病位和性质。它是直接受藏象学说指导的一种辨证方法。例如肾阴虚、肾阳虚，就是研究肾机能失调的一系列表现而得出的结论。

二、六经辨证

它是《伤寒论》所用的辨证方法。《伤寒论》是一部阐述由六淫之邪引起的外感疾病的书籍。《伤寒论》中以"太阳""阳明""少阳""太阴""少阴""厥阴"等六经的名称分别概括各种不同类型的病证，反映藏府及其所属经络在受病邪侵袭时所出现不同类型的病理变化和临床征象。太阴病主要反映脾的病变，少阴病主要反映心或肾的病变，厥阴病主要反映肝或心包的病变，少阳病主要反映胆或三焦的病变，阳明病主要反映胃或大肠的病变，太阳病主要反映膀胱或小肠的病变，但也有部分太阳表证是反映肺的病变。由于六经辨证紧密联系藏府，所以它也可应用于杂病。

三、卫气营血辨证和三焦辨证

二者同是温病的辨证方法。温病学主要是研究温热之邪侵犯人体后引起的疾病的科学。卫气营血辨证，根据温病过程中病变深浅及其传变情况而分"卫分""气分""营分""血分"。三焦辨证，是根据温病的不同阶段藏府病变的重心所在及其传变关系而划为"上焦""中焦""下焦"。二者是温病过程中藏府机能失常及正、邪斗争情况的概括。如叶香岩《外感温热篇》中就指出："温邪上受，首先犯肺，逆传心包，肺主气属卫，心主血属营"，"若斑出热不解者，胃津亡也"，"热邪不燥胃津，必耗肾液"等。卫分病，一般指肺及所主皮毛的病变；气分病，主要指胃府的病变，但也包括其他五府和肺、脾两藏的病变；营分病，主要指心与心包络的病变；血分病，主要指心及所主血脉的病变。叶氏察舌、验齿方法也是以齿龈、舌与藏府之关系为其理论根据的。吴瑭在《温病条辨·中焦篇》第一节自注说："温病由口鼻而入，鼻气通于肺，口气通于胃，肺病逆传则为心包，上焦病不治则传中焦，胃与脾也，中焦病不治即传下焦，肝与肾也。始上焦，终下焦。"明确地指出上、中、下三焦证候与心肺脾胃肝肾的关系及传变过程。总的说来，卫气营血辨证详于从病变深浅、病情轻重来论述藏府机能变化的总的情况，而三焦辨证则详于各阶段藏府病变的重心所在，它在一定程度上补充了卫气营血辨证的不足。因此，二者纵横联系，相辅相成，相得益彰。

四、八纲辨证

八纲即阴、阳、表、里、寒、热、虚、实。其中阴、阳二纲为总纲。八纲是概括性的辨证纲领，用以概括疾病的大体性质和发展的总趋向，它是应用"四诊"和各个具体辨证方法对病情进行调查研究之后得出的，适用于分析归纳一切病证。八纲辨证概括了六经辨证、藏府辨证、卫气营血辨证和三焦辨证等具体辨证方法所反映的疾病的基本性质。但临床应用八纲辨证，又不能代替各种具体辨证方法。八纲辨证必须与这些具体辨证方法中任何一个相结合，才有实际意义。例如：八纲辨证属里、热、实（阳证），可以在六经辨证中的阳明府实证出现，可以在卫气营血辨证中的逆传心包（营分）和三焦辨证中的上焦病出现，也可以在藏府辨证中的膀胱湿热证出现。所以说，光凭八纲辨证，尚不能确定疾病的具体部位和具体性质，当然也就不能确定出具体的治疗方法。八纲与这些辨证中的任何一种结合，就能更深入地认识疾病的性质、部位、正邪斗争情况与疾病发展趋势，从而指导治则的确立和方药的选择。这说明八纲辨证和各种具体辨证方法的关系是共性和个性的关系，且这种关系是建立在藏象学说基础上的。

综上所述，我们可以看出，藏象学说是辨证施治的理论基础，而辨证施治则是中医学基本理论在临床工作中的具体运用，是辩证法"具体问题具体分析"原则在医学领域中的体现。我们必须在中医学的基本理论指导下，利用现代科学的方法，积累新的资料，找出新的规律，为发展中医学的辨证施治而努力。

心与神的关系

一、心藏神

《素问·灵兰秘典论篇》说:"心者,君主之官,神明出焉。"任何一个藏府的活动变化,都有心的活动参加,并且起着主导作用。心的功能正常,则五藏六府各司其职,胥以相安,维持着人体生理活动有条不紊;反之,心如发生变动,则出现如《灵枢·口问》中所说的"五藏六府皆摇",百病乃生,所以《素问·灵兰秘典论篇》说:"主明则下安……主不明则十二官危。"

我们知道,心之名藏,固然是说明着这个藏器在形态上居在人体的中心,但同时也说明心藏通过它所主的血脉在人体的生理病理活动中起着促进、推动和支配的作用,具有接受五藏六府反应和决定五藏六府活动的中枢作用,所以《灵枢·本神》说"所以任物者谓之心",正指出了心的这种意义。

二、什么叫"神"

从上面所述,可以清楚地看到心之所以能够统率五藏六府而主导人体全身的活动，就在于它"藏神"而"出神明"，所以《淮南子·精神训》说："心者形之主也，而神者心之室也。"然而，什么是神和什么是神明呢？《素问·天元纪大论篇》说："阴阳不测谓之神。"说明神是阴阳不测所产生的。所谓"阴阳不测"，就是事物发展变化的对立统一规律的矛盾运动，因此，所谓"神"，就是事物内部对立统一的矛盾运动从而产生出来的促使事物发展变化的一种内部力量；这种内部力量，通过事物的发展变化表现出来而被人们所发现，这就叫"神明"，所以《荀子·天论》说："列星随旋，日月递炤，四时代御，阴阳大化，风雨博施，万物各得其和以生，各得其养以成，不见其事而见其功，夫是之谓神。"《淮南子·泰族训》也说："天设日月，列星辰，调阴阳，张四时，日以暴之，夜以息之，风以干之，雨露以濡之，其生物也，莫见其所养而物长，其杀物也，莫见其所丧而物亡，此之谓神明。"这说明神是事物内部力量的表现，是事物内部矛盾运动的反映。

神用无方，而是存在于一切事物发展变化的过程之中。一切事物的"变化之道"，皆是"神之所为"。没有任何一个事物的发展变化能够离开神的活动而进行，也没有任何一个发展变化的过程能够离开神的活动而存在。《素问·六微旨大论篇》说："非出入则无以生长壮老已，非升降则无以生长化收藏，是以升降出入，无器不有。"所谓"升降出入"，就是阴阳的运动方式，就是事物内部的矛盾运动。这种运动，必然地产生促成事物发展变化的力量，产生神的作用。一切事物，都有这种运动的存在，也都有神的产生，因而也都在不断地变化和发展。神之为用大矣哉！神普遍存在于人体各部组织之中，任何一个组织没有神的存在就没有生机，所以《灵枢·天年》说："失神者死，得神者生。"

中医学经过长期的医疗实践，观察到神在人体内是无处不到的，它普遍存在于人体各部组织之中。古人根据神在不同部位发挥的不同作用给它定下了不同的名称。如《素问·六节藏象论篇》提出了"神藏五"，正是说明神在人体内的普遍性。王冰注曰："神藏五者，一肝、二心、三脾、四肺、五肾也。神藏于内，故以名焉。所谓神藏者，肝藏魂、心藏神、脾藏意、肺藏魄、肾藏志也。"然而在中医学里，人体四肢百骸五官九窍，均内属于五藏六府，而六府又为五藏之用，故言五藏，则六府和四肢百骸五官九窍亦赅在其中。

三、神的产生

从上所说，神是"阴阳不测"所产生，是人体（包括胚胎时期）组织活动变化的内部力量。由父母"两精相搏"（《灵枢·本神》）所产生的称为先天之神，由这种先天之神推动血气运动所产生的称为后天之神。这种后天之神推动着人体各部组织的生理活动。《素问·阴阳应象大论篇》说："阴阳者，血气之男女也。"血为阴，气为阳。血为气之府，阳气的集聚依靠于阴血的内守，气为血之帅，阴血的运行依靠于阳气的推动，二者相互依赖，相互为用。然而在某种意义上，气只是血的功能活动，而血则是气的物质基础，所以《灵枢·营卫生会》说："故血之与气，异名同类焉。"

人体有十二经脉、三百六十五络和很多很多细小的孙络之脉。这些经脉（包括络脉和孙脉，下同），"内属于府藏，外络于肢节"（《灵枢·海论》），贯通于人体内外上下，网布周身，"为血气之府"（《甲乙经·经脉第一中》），"受血而营之"（《灵枢·经水》），血气聚集在经脉之中，则从经脉流行于各部，"以荣四末，内注五藏六府"（《灵枢·邪客》），给人体各部以营养，使其"神乃自生"（《素问·六节藏象论篇》），而成为维持人体各部的，也包括血气本身在内的功能活动的动力。

"气阳血阴，人身之神。"（朱震亨《格致余论·色欲箴》）血气和调，则阴阳孕育出新生之机，于是神因之而产生。是神为血气运动的最高形式，而血气则是产生神的物质基础，血气的运动则是产生神的根本源泉。《素问·八正神明论篇》说："血气者，人之神。"《灵枢·营卫生会》说："肝受血而能视，足受血而能步，掌受血而能握，指受血而能摄。"这些正说明了这一点。人体各部功能正常，人才可以健壮地生长发展，所以《灵枢·九针论》说："人之所以成生者，血脉也。"

四、神的作用

神是血气运动所产生，而气只是血的功能活动，惟有血才是神气的根本物质基础。

心藏在人体中，通过其所主的血脉中的血气运动而产生的神，主导着人体五藏六府，不仅表现在生理方面，而且也表现在病理方面和治疗上。如《素问·调经论篇》说："血气不和，百病乃变化而生。"《素问·四时刺逆从论篇》说：

"是故邪气者，常随四时之气血而入客也。"在治疗上也是"凡刺之法，必先本于神"（《灵枢·本神》），"守人之血气有余不足可补泻也"（《灵枢·小针解》），以纠正其血气不和的偏盛偏衰之过，而达到人体各部平衡协调，恢复健康的状态。

用唯物史观正确认识医学科学发展史

　　此前报刊上发表过某些文章认为，在古代，中国古医学和西方古医学都具有整体观，而在西方经过工业革命后，伽利略发明了显微镜、魏尔啸提出了"细胞说"，等等，逐渐建立起了"实验科学"，西方医学摒弃了其古医学的整体论思维，确立了以"还原论"为思想基础的分析方法，走上了近现代医学科学的道路。中国则依然保持以农为本的结构，医学则保持中国古医学的传统。从而认为西方医学是唯一科学，突飞猛进发展了，中国医学落后了，不科学了，或者说是经验医学了，"西医的科学水准就把中医越拉越远了"。这是对科技史研究的一种非历史唯物论的观点，它既不合乎中西医学发展的历史事实，也不合乎中西医学的当代现实，它是一种"环境决定论"，是一种"外因论"错误思想的反映。它没有揭示中西两种医学发展的历史本质。

　　中西医学发展的这种"环境决定论"，没有揭示事物的本质，没有揭示事物内部的矛盾运动，没有揭示事物发展的真正原因，因而它是不正确、不科学的。这种观点，导致了产生于农业社会的一切科学技术，比起工业社会产生的一切科学技术来百分之百都是落后的，而这样的结论，显然是十分荒谬的。例如2003年，广东、北京两地的中医治疗"传染性非典型肺炎"就收到了很好的疗效，现还正在有效地治疗着"艾滋病"，还有不少现代大医院里宣布"死刑"的病人，却被中医治好了。这些就是明显的例证。当然，这也不是说农业社会产生的一切科学技术都比工业社会产生的科学技术要先进。这是要具体问题具体分析的。

"唯物辩证法的宇宙观主张从事物的内部，从一事物对他事物的关系去研究事物发展，即把事物的发展看做是事物内部的必然的自己的运动，而每事物的运动都和它周围其他事物互相联系着和互相影响着。事物发展的根本原因，不是在事物的外部而是在事物的内部，在于事物内部的矛盾性。任何事物内部都有这种矛盾性，因此引起了事物的运动和发展，事物内部的这种矛盾性是事物发展的根本原因，一事物和他事物的互相联系和互相影响则是事物发展的第二位的原因。"（引自《矛盾论》）西方近现代医学科学的出现，并不是西方古医学的延续和发展。西方古医学早在16世纪就已断裂而消亡了。恩格斯在《自然辩证法》一书中指出："一个民族想要站在科学的最高峰，一刻也不能没有理论思维。"表明理论在科学发展中的重要性。它能够指导人们从事理性的实践。毛泽东引斯大林的话说："不以革命理论为指南的实践是盲目的实践。"（见《实践论》注10）斯大林这虽是说的社会科学，但也同样适用于自然科学。因而西方古医学虽有整体论思维，但缺乏完整的医学理论体系，无法指导具体的医学实践，长期陷入医疗实践的盲目活动中，这就使西方古医学内部具有了矛盾性。由于这种内部矛盾运动的发展，西方古医学迫切需要改变其现状，而工业社会发展起来的实验科学，就为西方古医学改变现状准备了必要条件，西方医学不得不彻底抛弃了古医学的整体观，而进入近现代的形而上学分析科学的轨道。400年来，它得到了充足的发展，而在医学领域里也取消了人文关怀，医务人员变成了仪器的奴隶，竟丧失了应有的主观能动作用。体现了西方医学科学文化的特征。中国古医学在长期农业社会里，在"地大物博、人口众多、历史悠久"的环境里，在具有创造和积累直接经验的优胜条件下，通过劳动实践，产生和积累了极为丰富的直接经验，并通过大量经验的总结整理，从而创造了以"阴阳五行、藏府经络、营卫血气、精神、津液、五官九窍、七情六淫、皮毛筋骨"和药物的"四气五味、升降浮沉"，以及组方的"君臣佐使"等理论为内容，具有辩证思维和整体观念的分析方法，出现了中医药学理论体系以及丰富多彩的治疗方法。这个理论体系一经形成，就在几千年来的社会历史发展过程中，一直指导着临床医疗的实践，随着时间的推移和医疗实践的发展，不断地取得了新经验，创造了新理论，丰富和发展了中国医学科学，至19世纪中期产生了专治急性热病的"温病学派"，大大推动了中国医学科学的前进。中国医学虽仍然保持着古医学的传统形态，但它的医学科学内容正在与西方近现代医学科学并驾齐驱。中医药学是以自己东方文化的面貌，从另一个知识体系中在丰富、在发展、在前进着。在中医药文化领域里，民族自卑感应该是没有容身之地的，因为它的产生是没有根据的。实践是检验真理的唯一标准。中医不仅在治疗慢性病、疑难病、老年性疾病，以及一时检查不出病原的疾病等方面有其优势所在，而且在治疗急性传染性疾病方面亦有不可忽视的作用和确切的治疗效果。20世纪初，香港流行鼠疫和天花，患者多选择了中医治疗，连港英当局通过调查后也不得不承认中医治疗的优势。1955年，石家庄中医治疗"流行性乙型脑炎"；20世纪80年代，江苏、江西中医治疗"出血热"，都取得了很好的效果。尤其是2003年上半年，北京、广州发生的传染性非典型肺炎，死亡率百分之十点几居高不下，中医治疗介入后，其死亡率立即降了下来，凸现了中医对"非典"的治疗优势，得到了世界卫生组织官员的认可。这就有力地证明了中国医学的科学性和其强大生命力。

在西方工业社会实验科学的基础上形成和发展起来的"还原论"为思想指导的西医学理论体系，在中国农业社会医疗实践的基础上形成和发展起来的"整体论"为思想指导的中医学理论体系，它们二者的哲学基础、理论体系、医学形态虽然不同，但都是研究人的生、老、病、死的医学科学，其内部的矛盾运动和外部的环境条件影响不同，决定了东西方医学的差异性，并没有妨碍他们研究人体知识的系统性而成为医学科学的现实。

我国现实存在的中西两种医学，是在东西方两种文化背景下发展起来的，具有不同质的各自的优势和特点。一个国家有两种医学存在，总比只有一种医学要好，这种中西医学的二元并存局面，给人们的医疗保健事业，可以提供选择。这正是我们国家在医药卫生方面的一个优势所在。

　　然而，"西方文化中心论"者，将西方医学奉为唯一科学，奉为绝对真理，并以此为标准以评判世界医学科学的是非，力图对世界一切科学文化的垄断，严重阻滞了世界科学文化多样性的发展。事实上，世界各个民族在不同社会历史条件下创造的各自文化，正体现着国际社会大家庭"万紫千红"的文化景观，通过相互交流，吸取对自己有益的其他民族文化充实自己，必将促进世界文明的进步！但"西方文化中心论"者，抱着"西方文化霸权主义"不放，偏要它的"一花独放"而否认世界文化的多样性，破坏"万紫千红的文化景观"。利用它拥有的经济实力和掌握的先进信息技术，为自己的文化不遗余力地向第三世界渗透，极力要吞噬第三世界文化，对我国文化进行分化、西化。一些醉心于西方文化的中国人，在"中医落后论"和"中医不科学论"的思想支配下，紧密配合"西方文化霸权主义"，极力消灭或取代中国的医学科学，利用他们手中掌握的权力，一方面在"现代化"的口号下，从医疗实践中力主西医药取代中医药，另一方面在"没有随机""没有对照"的借口下，阻止中医药对传染性非典型肺炎的参与治疗，进而张功耀、何祚庥、方舟子、王澄等人，把中医污蔑为"伪科学"，而胡说什么中医"把名演员陈晓旭害死了"，上演了一出"取消中医签名运动"的闹剧，上演了一出反对中医药文化的"中外小合唱"。这些人为了崇洋媚外，讨好西方，无中生有，造谣污蔑，毁典灭祖（有甚于"数典忘祖"）。殊不知有五千年发展史的中国医学科学具有无限生命力！1929年比你何祚庥等能量大得多的海归派余云岫，在后来成为两个大汉奸的汪精卫、褚民谊的支持下，提出并通过一个《废止旧医以扫除医事卫生之障碍案》，南京政府据之发出了"废止中医令",曾经使中医药文化陷入严重困境而不绝如缕。然终在中国共产党的中医政策阳光照耀下又得到了延续和复苏！足见何祚庥等人叫嚷的"取消中医",是"蚍蜉撼大树,可笑不自量"也。

中医学对脑的认识

脑，在我国古代，人们早就对它有一定的认识。不过，由于中医学是以五藏六府为中心，常是把五藏六府以外的人体各个部分都从属于五藏六府之下。虽然脑是一个"奇恒之府"，但对五藏六府来说，仍然居于从属的地位，所以历代医家对于脑的研究是比较少的。

一、脑的生成

中医学认为，脑的生成是基于一种最精微的物质——"精"。《灵枢·经脉》说："人始生，先成精，精成而脑髓生。"在人出生以后，脑又赖于人体藏府之精的不断奉养以维持其继续发育和活动的需要。《灵枢·本神》说："肾藏精。"《素问·上古天真论篇》说："肾者，主水，受五藏六府之精而藏之。"《素问·阴阳应象大论篇》说："肾生骨髓。"《素问·五藏生成论篇》说："诸髓者，皆属于脑。"《灵枢·海论》说："脑为髓之海。"髓是肾中所藏之精，通过经络进入脊内，再沿脊胛上行至于头部而聚于脑中，以充养这个"奇恒之府"。由于肾精的不断生髓充脑，这就使脑的功能活动保持着正常的生理状态，正因为脑的活动依赖于肾精的充养，所以中医学在讨论脑的时候，常是把脑从属于肾藏之中。

二、脑为元神之府

《素问·解精微论篇》说："水之精为志，火之精为神。"据此，则木之精为魂，金之精为魄，土之精为意，而神、魂、魄、意、志五者在古人则并称之曰"五神"。这就说明神在古人的笔下，有时候是被称作"精"的。

《素问·脉要精微论篇》说："夫精明者，所以视万物，别黑白，审短长。"因此人能够别黑白、审短长的过程，就是神的活动过程，是脑中之神在两目视物的基础上进行活动的反映，是脑中之神在两目发现事物的基础上分辨事物的结果。这里所谓"精明"，虽是指的眼睛，但也包括主导眼睛视物的脑中元神在内，所以"脑"在《本草纲目》里就称之为"元神之府"了。

三、脑的功用

人耳之听，目之视，鼻之嗅，口之味，都是脑之灌精而濡空窍、脑中元神活动的结果。《医林改错·脑髓说》说："灵机记性在脑者，因饮食生气血，长肌肉；精汁之清者，化而为髓，由脊骨上行入脑，名曰脑髓，盛脑髓者，名曰髓海；其上入骨，名曰天灵盖。两耳通脑，所听之声归于脑……两目即脑汁所生，两目系如线，长于脑，所见之物归于脑……鼻通于脑，所闻香臭归于脑……"人体头部的耳目鼻口就是这样担任着对外界物质的声色形臭味的接触，并将接触所得的信息材料立刻传达给脑中元神，以便产生出应有的反应。

《金匮玉函经·证治总则》说："头者，身之元首，人神之所注，气血精明三百六十五络皆归于头。"故脑为元神之府，在人体中担当着对事物的认识、思考和记忆的重要任务。《本草备要》说得更清楚："人之记性，皆在脑中。小儿善忘者，脑未满也；老人健忘者，脑渐空也。""今人每记忆往事，必闭目上瞪而思索之，此即凝神于脑之意也。"

四、脑的病变

在脑的疾病变化过程中，精气不足则表现为头倾、胫酸、懈怠安卧、脑转耳鸣、目眩视深；邪气侵犯则表现为头痛、浊涕；元神受伤则立即死亡。所以《灵枢·口问》说："上气不足，脑为之不满，耳为之苦鸣，头为之苦倾，目为之眩。"《灵枢·海论》说："髓海不足，则脑转耳鸣，胫酸眩冒，目无所见，懈怠安卧。"《素问·气厥论篇》说："胆移热于脑，则辛頞鼻渊，鼻渊者，浊涕下不止也。"《灵枢·厥论》说："真头痛，头痛甚，脑尽痛，手足寒至节，死不治。"《素问·刺禁论篇》说："刺头中脑户，入脑，立死。"

五、脑为心使

根据唯物主义的观点，人的思想意识等精神世界的产生，都是物质世界刺激人体头脑的结果。因而，人的思想意识，也都是客观物质在人们头脑中的反映，都是客观物质派生出来的东西。物质是第一性的，人的思想意识是第二性的，没有物质世界的存在，也就根本没有精神世界。然就人体组织器官对于接受物质反应、产生思想意识来说，在中医学里，脑是受着心藏支配的，是为心藏所使的，因为人体中脑之所以能够进行各种思维活动，就在于脑是一个元神之府，而这个脑中的元神，却又是来源于心藏。杨上善注《太素·厥头痛》说"头是心神所居"，说明了这一点。《素问·调经论篇》说："心藏神。"《灵枢·大惑论》说："心者，神之舍也。"只有心神进入脑中，脑才有可能发生思维活动，思字的构成，既从"囟"，又从"心"，就说明这个问题。

脑为心之使，心为脑之主，因而，在许多古代文献里，都是把耳、目、鼻、口的视、听、嗅、味、言和意志、思虑等精神活动撇开脑髓而直接归述于心藏的。

浅谈胆府

胆，原作"膽"，《说文·肉部》说："膽，连肝之府，从肉詹声。"胆府居于肝之短叶间，其形如悬瓠，有经脉起于目外眦、绕耳前后、行身之侧而与肝相连，构成肝胆的藏府表里关系，同主疏泄而筋为其应，咽为其使，而成为"化水谷而行津液"（《灵枢·本藏》语）的"六府"之一。

《灵枢·本输》说："胆者，中精之府。"胆内"盛精汁三合"，因其精汁藏于胆府之内，又叫"胆汁"，其味至苦，此"地气之所生也，皆藏于阴而象于地，故藏而不泻"（《素问·五藏别论篇》），从而使胆有别于"传化物而不藏"的其他五府，所以又被称为"奇恒之府"。

《素问·金匮真言论篇》说："夫精者，身之本也。"《灵枢·经脉》说："人始生，先成精。"精为有形之本，是构成人体的基本物质，也是促进人体生命活动的物质基础。精之为用大矣哉！

物至精粹必有神。精气充而神自生。五藏是"藏精气而不泻"

的，内舍神、魂、魄、意、志等五神，故称为"五神藏"。六府之中，惟胆存精汁，藏而不泻，亦主"神志"，为"中正之官"而出"决断"，胆气顺，则五藏六府之气皆顺，胆气逆，则五藏六府之气皆逆，故《素问·六节藏象论篇》说："凡十一藏，皆取决于胆也。"

胆为肝之合，属木而为少阳，生于水而胎有火，其气后通于肾而主骨髓，前通于心而司神志，所以《灵枢·经脉》谓胆"主骨所生病"，而《备急千金要方》卷十二把髓脑附于胆府之后，《医学入门·藏府总论》注引《五藏穿凿论》谓"心与胆相通"而强调"胆病战栗颠狂，宜补心为主"。

正因为如此，所以在临床上胆府有病，除可表现出口苦、呕吐、目眩、咽干、耳聋、胁痛等经、气为病之证外，还常出现神魂不安和情志失常如失眠、多睡、善恐、易怒、惊悸、太息以及善欠等证，所以《华氏中藏经·论胆虚实寒热生死逆顺脉证之法》说："胆热则多睡，胆冷则无眠。"《素问·宣明五气篇》说："胆为怒。"《灵枢·邪气藏府病形》说："胆病者，善太息，口苦，呕宿汁，心下澹澹，恐人将捕之。"

中医学里的这个"胆府理论"，长期指导着中医学的医疗实践，证明它是符合临床实际的。例如：

（一）胆实善怒

某男，20岁，农民，湖北人。数年前曾发癫狂一次，1968年11月其病复发，失眠，多梦，狂走妄行，善怒，甚则欲持刀杀人，哭笑无常，时发呆痴，头昏，耳鸣，两鬓有掣动感，心下悸动，两手振颤，四肢发冷，身体渐然畏寒，面部发烧，口渴喜饮，大便秘结，唇红，舌淡，苔白，脉弦细数。至12月来武汉就医，治以柴胡加龙骨牡蛎汤去铅丹四剂而狂止证退，又以温胆汤加龙骨、牡蛎、炒枣仁、石菖蒲、龟板等数剂而病愈，至今未复发。

（二）胆怯善恐

某女，40岁，职工，住重庆市。原有胃下垂之病。1976年4月24日突然发病，头顶昏闷而掣痛，且目痛欲脱，失眠，易惊，心慌，心悸，惕惕善恐，性急躁而易悲哭，善太息，小便黄，月经量少而色黑，苔薄，脉弦而重按少力。曾在重庆某医院住院治疗数月而无效，至1977年6月18日在武汉就医，治以温胆汤加党参、石菖蒲为主，其他则据证候变化以炒枣仁、龙齿、当归、白术、胆南星、远志、合欢皮、夜交藤、白芍、朱砂、防风等药加减出入，服40余剂而病基本告愈回重庆。

（三）胆寒不眠

《备急千金要方·胆府·胆虚实》说：“治大病后，虚烦不得眠，此胆寒故也，宜服温胆汤。”《张氏医通·不得卧》载张石顽曰：“一少年因恐虑两月不卧，服安神补心药无算，余用温胆汤倍半夏（加）柴胡一剂，顿卧两昼夜，竟尔霍然。”临床上，每用温胆汤加炒枣仁治疗失眠症而收到较好效果。

（四）胆热多睡

《太平圣惠方·治胆热多睡诸方》载有“治胆热，神思不爽，昏闷如睡（醉），多睡少起，宜服茯神散方……"《张氏医通·不得卧》说："胆实多卧，热也，酸枣仁一两，生为末，茶清调服。"

（五）胆寒骨节疼痛

《备急千金要方·胆府·髓虚实》载有"治髓虚，脑痛不安，胆府中寒，羌活补髓丸方……"

（六）胆寒齿痛

某女，约45岁，住武汉市。1975年4月发病，右侧牙齿上连头角下及右颈剧痛不可忍，身体渐然畏寒，面黄无华，苔白，脉弦，以针刺止痛一天而复发，服二乌豆腐方无效，用温胆汤加白术服之痛减而右半身微麻如虫行，遂予原方再加党参、防风，服之痛止而病愈，至今未复发。

（七）胆郁善欠

某女，50岁，1951年春，大病后形容消瘦，频频呵欠，苔薄而前部偏左后方有一蚕豆大斜方形正红色苔，脉弦细数。乃邪热内蕴，胆气被遏，甲木郁陷于阴分，少阳生气欲升而不能，治以小柴胡汤加黄连，一剂而病已。

综上所述，可以看出中医学的"胆府理论"是我国古代长期医疗实践经验的总结，是中医学理论体系的一个组成部分，同中医学里其他藏府一样，是对人体生理功能和病理变化的概括，与现代医学解剖学上的实质藏器的胆囊是不一样的，不能用现代医学里的胆汁注入肠中，帮助消化的理论来解释和取代中医学里的"胆主疏泄，帮助消化"，因为中医学里的胆府尚有"内存精汁，藏而不泻，气与心通，出决断，主骨所生病"的理论，所以临床上的"胆实善怒""胆虚善恐""胆寒不眠""胆热多睡""胆寒骨、齿疼痛"以及"胆郁善欠"等是有其理论基础的。

对中医药学"气"理论研究的伟大意义

——纪念吕炳奎逝世一周年

卫生部原中医局局长吕炳奎同志，是在《改造旧医实施步骤草案》在全国范围内贯彻实施、中医濒临灭亡边沿的危急时刻受命走上全国中医管理工作岗位的。他在党和政府中医政策的光辉照耀下，并先后在郭子化副部长、崔月犁部长的积极支持下，开拓了新中国的中医事业，创办了具有民族传统文化特色的教育、科研、医疗机构，在与民族虚无主义进行不调和斗争过程中，全面推动了中医的医、教、研曲线发展，做出了无愧于时代的突出贡献。

吕老认为，中医药学产生于我国古代，随着社会实践和中外文化交流，中医药学的内容不断地得到充实、丰富和发展，以致形成为一个"伟大的宝库"，但它的术语和面貌仍然保持着我国古代科学所固有的特征，未能与现代科学相结合，紧跟我们这个时代的步伐，严重妨碍了学术的推广和作用的发挥。因而有必要利用现代科学的知识和方法，根据中医药学自身规律，对中医药学的基本理论和实际经验，进行认真的、客观的、实事求是的科学研究，以揭示其科学实质，用现代语言表述之，把它纳入现代科学的轨道，赋予其时代特征，使之现代化而不是异化。然中医药学理论体系博大精深，内容十分丰富，对其研究不可能将其体系的各部分理论平行并列、遍地开化地全面展开，只能首先抓住带全局性的理论专题重点突破。吕老以其宽广的医学知识，站在中医学术的高度，率先提出了研究中医药学具有流动性质的"气"的理论，以之为突破口，继而带动其他理论专题和经验专题，以及各专题之间联系规律的研究。

"气"，是我国古代一个重要的哲学概念，它充塞于宇宙。宇宙万物都是由物质性本原——"气"构成的。"气"是构成世界万物的基本物质和物质的功能。"气"具有不灭性、连续性、运动性、传递性、相互作用等属性[1]。气一元论是中国传统科学的思想核心，它体现了整体和谐的思想，有机论的思想，演化发展的思想，相反相成的思想，对于中国各类传统学科都有着深刻的指导意义，是中国古代基本的自然观[1]。在中医药学里，"气"理论占有十分重要的地位，它普遍存在于中医药学各个领域，阐释着医学世界的基本规律。《素问·五运行大论篇》说："帝曰：地之为下否乎？岐伯曰：地为人之下，太虚之中者也。帝曰：冯乎？岐伯曰：大气举之也。"《孟子·公孙丑上》说："气，体之充也……我善养吾浩然之气……其为气也，至大至刚，以直养而无害，则塞于天地之间。"《灵枢·刺节真邪》说："真气者，所受于天与谷气并而充身也。"是气充满于太虚，充满于宇宙，充满于人身，无处无气。《素问·宝命全形论篇》说："天地合气，命之曰人。"《素问·至真要大论篇》说："天地合气，六节分而万物化生矣。"《素问·五常政大论篇》说："气始而生化，气散而有形，气布而蕃育，气终而象变。"表明气是人和世界万物的本原，决定着人和世界万物的生成与发展。气之在人者，行于脉中叫营气，行于脉外叫卫气，积于胸中以司呼吸叫宗气，充实于全身叫真气，还有藏府之气、经络之气，以及头气、胸气、腹气、胫气等等。

《管子·内业》说："凡物之精，比则为生，下生五谷，上为列星；流于天地之间，谓之鬼神；藏于胸中，谓之圣人，是故名气。杲乎如登于天，杳乎如入于渊，淖乎如在于海，卒乎如在于屺。"据此，则精亦是气，气又叫做精。故《论衡·儒增》说："人之精，乃气也。"《管子·内业》说："精也者，气之精者也。"房玄龄注："气之尤精者，谓之精。"是气最微小最精华部分叫做"精"，而"精"乃是最微小最精华之"气"。在我国古代文献里，"精""气"二者每有连用而构成"精气"一词者。如《周易·系辞上》说："精气为物，游魂为变。"《吕氏春秋·季春纪·先己》说："腠理遂通，精气日新。"《灵枢·五味》说："天地之精气，其大数常出三入一。"等等皆是其例。精气分之为二，合之为一，气中有精，精亦气也。《灵枢·本神》说："故生之来谓之精。"《灵枢·经脉》说："人始生，先成精。"《素问·金匮真言论篇》说："夫精者，身之本也。"精为构成人体的基本物质，精亦气也。

气，或又称为"风"。《庄子·齐物论》说："夫大块噫气，其名为风。"《素问·阴阳应象大论篇》说："阳之气，以天地之疾风名之。"《灵枢·刺节真邪》说："正气者，正风也。"以缓者为气，急者为风也。然风有八风，以应四时八正之气，自然界每年和风一布，大地皆春，万物萌动；秋风起，则万物凋散零落，风气决定着世界万物的生长化收藏也。

《庄子·逍遥游》说："野马也，尘埃也，生物之以息相吹也。"《灵枢·脉度》说："气之不得无行也，如水之流，如日月之行不休。"气具有流动不止的性质，天地万物以气息相吹而交通，形成互相联系、互相依赖、互相制约，《庄子·齐物论》所谓"天地与我并生，万物与我为一"的人与自然为一个统一的整体，人体各部也是一个统一的整体。

《素问·补遗刺法论篇》说："正气存内，邪不可干。"《素问·逆调论篇》说："邪之所凑，其气必虚。"《素问·举痛论篇》说："余知百病生于气也，怒则气上，喜则气缓，悲则气消，恐则气下，寒则气收，炅则气泄，忧则气乱，劳则气耗，思则气结。"《素问·脉要精微论篇》说："夫脉者，血之府也，长则气治，短则气病，数则烦心，大则病进，上盛则气高，下盛则气胀，代则气衰，细则气少……"《灵枢·终始》说："知迎知随，气可令和，和气之方，必别阴阳。"《素问·上古天真论篇》说："恬淡虚无，真气从之，精神内守，病安从来。"气的理论存在于整个中医药学领域，贯穿于人体生理、病理、发病、诊断、治疗、养生、预防等各个方面，这一理论专题的研究成功，必将导致中医药学其他一些理论和经验专题研究的顺利开展，不仅有助于中医药学理论的创新，而且还将促进世界科学的进步。可见吕老在科学研究上的远见卓识!

众所周知,现代科学是以"还原论"为基础的。在还原论统治的近三四百年中,促成了现代科技的发展和社会的繁荣,为人类创造了物质财富和生活幸福。还原论认为,各种现象都可被还原成一组基本的要素,各基本要素彼此独立,不因外在因素而改变其本质。通过对这些基本要素的研究,可推知整体现象的性质[1]。但它忽视了整体内部的有机联系,这种思维方式可能导致意想不到的危害:只见树木,不见森林;只重局部,不重整体;只顾眼前,不顾长远;只顾生产,不顾自然。只重视事物的一个方面,而忽视其他方方面面之间的有机联系,违背了自然规律;对自然进行无限止的掠夺式开发,严重破坏了生态环境,必然受到大自然的惩罚,导致灾害不断发生,对人类生存构成严重威胁。近几十年出现的一些重大问题让人们开始清醒地认识到,只强调科技的局部功效,忽视包括其对立面在内的整体发展,会导致更大的损失[1]。现在,国际学术界已达成共识,开始从整体考虑问题。爱因斯坦的相对论,威呐·海森堡的测不准原理,普里高津等的复杂性科学动摇了还原论的基础,哥德尔的不完备性定理则从逻辑上动摇了还原论,使还原论走到了它的终点站。世界科学第二次革命已经初露端倪,需要一种新的思想引领世界科学前进。中国古代整体论思想与现代科学结合后,必将成为世界科学第二次革命的灵魂,而登上引导世界科学发展的历史舞台,从而展现出充满宇宙而塞于天地之间的中国气一元论这一整体论思想的伟大作用。对中国古代整体论思想从理论和实践上集大成者的中医药学，也将为人类作出更大的贡献！可见吕老在科学研究上的敏锐眼光！

参考文献

[1] 朱清时，姜岩．东方科学文化的复兴 [M].北京：北京科学技术出版社，2004。

精、神、气、血、津液的内在联系

藏府的功能活动，体现了整个人体的生命活动，而"神"则是这种生命活动的概括。藏府的功能活动，依赖于精、气、血、津液等作为物质基础，精、气、血、津液等在营养藏府、保证藏府功能活动的过程中不断地被消耗，又在藏府功能活动过程中从饮食物里不断地得到滋养和补充。神是在这些活动过程中产生的，又主导着这些活动的全过程。

一、精、神、气、血、津液等的主要功能活动

精、神、气、血、津液等都有自己的功能和特点，在人体生命活动过程中，发挥着各自的作用。

（一）精

精是一种液体物质，是构成人体和维持人体生命活动的基本物质。精源于先天，依赖后天水谷之精的滋养和补充，藏于肾中，为先天之本，主生殖，温润五藏六府、十二经脉及五官

九窍、四肢百骸。

（二）气

气是一种微小物质，又是物质运动和功能的反映。气充满全身，主司呼吸，帅血运行，化行津液，温养皮肤肌腠、五藏六府。气有以下几种：

1. 真气　充满全身，人体正气皆是真气。《灵枢·刺节真邪》说："真气者，所受于天，与谷气并而充身者也。"《素问·离合真邪论篇》说："真气者，经气也。"

2. 大气　大气即真气。《素问·气穴论篇》说："肉之大会为谷，肉之小会为溪，肉分之间，溪谷之会，以行荣卫，以会大气。"《素问·五运行大论篇》说："帝曰：地之为下否乎？岐伯曰：地为人之下，太虚之中者也。帝曰：冯乎？岐伯曰：大气举之也。"

3. 宗气　积于胸中，以司呼吸、声音，推行营卫。《灵枢·五味》说："其大气之搏而不行者，积于胸中，命曰气海，故呼则出，吸则入。"《灵枢，刺节真邪》说："宗气留于海，其下者，注于气街；其上者，走于息道"。

4. 营气　水谷精微的"精专"部分在经脉中运行如雾露灌溉营养人体全身。《灵枢·营卫生会》说："中焦亦并胃中，出上焦之后，此所受气者，泌糟粕，蒸津液，化其精微，上注于肺脉，乃化而为血，以奉生身，莫贵于此。故独得行于经隧，命曰营气。"杨上善《太素·十二水》注："营气行经如雾者也，经中血者，如渠中水也，故十二经受血各营也。"

5. 卫气　水谷精微的"慓悍"部分在经脉外循行，昼日行于阳，夜则行于阴，外实皮肤肌腠以抵御外邪，内温五藏六府。《灵枢·邪客》说："卫气者，出其悍气之慓疾，而先行于四末分肉皮肤之间而不休者也，昼日行于阳，夜行于阴，常从足少阴之分间行于五藏六府。"《灵枢·本藏》说："卫气者，所以温分肉，充皮肤，肥腠理，司开阖者也。"

6.元气 又叫"原气"，为肾精所化，藏于肾中，别出一支为三焦后天之运用，促进藏府经络的功能活动。《难经·六十六难》说："脐下肾间动气者，人之生命也，十二经之根本也，故名曰'原'。三焦者，原气之别使也，主通行三气，经历于五藏六府。"

（三）血

血是一种赤色液体物质，为气之府。按一定规律，沿一定方向，循环流动于经脉之中，营养人体内外上下各部组织。

（四）津液

津液是人体内除血液、精液而外的一切正常液体物质。变血，补精，化气，濡养藏府经脉和皮肤肌腠，滑利关节，濡润空窍。

（五）神

神是人体和人体组织的生命活动，以精血为物质基础，是血气阴阳对立的两个方面共同作用的产物，调节人体各部组织的正常功能活动，维持人体与外界环境的统一。

二、精、神、气、血、津液等的相互关系

人体的精、神、气、血、津液等都各有自己的功能和特点，但不是各自孤立、互不相干，而是有着内在的联系。在人体生命活动过程中消耗的精、气、血、津液等，其补充来源都在于中焦脾胃化生的水谷精微，都是中焦水谷化生的精微物质，通过不同道路，分布到不同部位，而变化为具有不同形态和不同功能、营养人体组织、维持人体生命活动的基本物质。神，则贯穿于这种变化的各个过程之中。在藏府组织的功能活动和神的主导下，精、气、血、津液之间，互相渗透，互相促进，互相转化。

（一）血与气的相互关系

1. 血对气的关系　《血证论·阴阳水火血气论》说："守气者即是血。"血为气之府，血盛则气旺，血病亦可导致气疾。临床上，血虚常见少气，失血过多则每见气脱。血液瘀滞又易导致气机阻塞，如跌打损伤则每见胸闷便结，故《金匮要略·惊悸吐衄下血胸满瘀血病脉证并治》说："病人胸满，唇痿舌青，口燥，但欲漱水不欲咽，无寒热，脉微大来迟，腹不满，其人言我满，为有瘀血。"

2. 气对血的关系　《血证论·阴阳水火血气论》说："运血者即是气。"王冰注《素问·五藏生成篇》说："气行则血流。"气生成于血中而固护于血外。气为血之帅，血在脉中流行，实赖于气之率领和推动，故气之正常运动，对保证血液的产生、运行和功能都有着重要的意义。气旺则血充，气虚则血

少，气行则血流，气滞则血瘀。临床上，常见气虚不能摄血则血溢而崩漏，不能行血则血不华色而面色㿠白，治用补气以摄血则血止，以运血则色泽；气滞则失去行血之用而腹胀经闭，治用行气以活血则经通。

《灵枢·营卫生会》说："血之与气，异名同类焉。"血与气的关系非常密切，临床上每见血液外失无以守气则气脱，气脱又无以摄血则血更外失，治疗用"血脱者固气"，以大剂"独参汤"补气摄血而气充血止，气充又有助于新血的产生而病愈，故《十药神书》治血证，于甲字十灰散止血、乙字花蕊石散破瘀之后，用丙字独参汤补气以生血。

（二）血与精的相互关系

1. 血对精的关系　《诸病源候论·虚劳诸候·虚劳精血出候》说："精者，血之所成也。"血液流行入肾中，与肾精化合而变为精。《血证论·男女异同论》说："男子以气为主，故血入丹田亦从水化而变为水，以其内为血所化，故非清水，而极浓极稠，是谓之肾精。"由于血能化精，故《血证论·男女异同论》谓"男子精薄，则为血虚"，是以治肾虚精少者，每于填精药中兼以养血药。

2. 精对血的关系　《素问·上古天真论篇》说："肾者主水，受五藏六府之精而藏之。"冲脉与少阴之大络起于肾下，为十二经脉之海，乃"精血所聚之经"，肾精进入冲脉，与血海之血化合而变为血，毛发为血之余，故《类经·藏象类·藏象》张介宾注谓"精足则血足而发盛"。是以肾精衰少者，每见毛发枯槁甚至脱落，如《金匮要略·血痹虚劳病脉证并治》

所说："夫失精家，少腹弦急，阴头寒，目眩，发落……"

（三）血与津液的相互关系

1. 血对津液的关系　《灵枢·邪气藏府病形》说："十二经脉三百六十五络，其血气皆上于面而走空窍……其气之津液皆上熏于面。"血液在经络之中运行而从脉中渗出于脉外，与脉外的津液化合以濡润皮肤肌腠为津液。《灵枢·营卫生会》说："夺血者无汗。"治疗上，"衄家，不可发汗，汗出必额上陷，脉急紧，直视不能眴，不得眠。""亡血家，不可发汗，汗出则寒栗而振。"（《伤寒论·辨太阳病脉证并治》）血液瘀结不能渗于脉外为津液以养皮肤肌腠，则肌肤干燥粗糙甚至甲错。

2. 津液对血的关系　《灵枢·决气》说："中焦受气，取汁，变化而赤，是谓血。"中焦水谷化生的津液，从中焦进入肺脉，与经脉中运行的血液化合即通过心藏变化而为血。《灵枢·痈疽》说："肠胃受谷……中焦出气如露，上注溪谷而渗孙脉，津液和调，变化而赤为血。"《灵枢·营卫生会》说："夺汗者无血。"汗乃津液之所化，汗出过多则津少血伤，血伤则无以养心而心慌，故《伤寒论·辨太阳病脉证并治》说："汗家，重发汗，必恍惚心乱……"临床上亦见吐泻过甚则津液衰少，无以充实血脉而脉微欲绝者，故《伤寒论·辨霍乱病脉证并治》谓："恶寒脉微而复利，利止，亡血也，四逆加人参汤主之。"成无己注说："《金匮玉函经》曰：'水竭则无血'，与四逆汤温经助阳，加人参生津液益血。"

（四）血和神的相互关系

1. 血对神的关系　杨上善《太素·营卫气》注："血者，神明之气，而神非血也。"血气在经脉中运行不止，环流周身，滋养五藏六府、四肢百骸、五官九窍，产生神的活动，保证人体组织器官的正常功能，"目受血而能视，足受血而能步，掌受血而能握，指受血而能摄"。血盛则神旺，故血虚则神怯，血尽则神亡。

2. 神对血的关系　《灵枢·经水》说："经脉者，受血而营之。"王冰注《素问·诊要经终论篇》说："脉者，神之用。"经脉营运血气流行周身，实赖神明之运为，神主导经脉运动和血液流行，故神正则血流和畅，神恐则血气不升而面色㿠白，神怒则血气逆上而面色红赤，甚至血溢络伤而吐血。

临床常见有女子月经不调而神躁易怒，且又悲哭；亦见有女子郁怒久久未解而月经失调，且又头偏痛而眼睛失明。

（五）精和气的相互关系

1. 精对气的关系　《素问·阴阳应象大论篇》说："精化为气。"张介宾注说；"精化为气，谓元气由精而化也。"精藏于肾，为阴，在肾阳的蒸动下，化为元气，通过三焦，升腾于上，布达周身，以养人体的藏府组织，促进藏府组织的功能活动。精盈则气盛，精少则气衰。故失精家每见少气不足以息，而行则气喘，口咽干燥，懒于言语，所谓"元精失则元气不生，元阳不见"，即是此义。

2. 气对精的关系　张介宾引张紫阳："精依气生……元

气生则精产。"元气充塞于周身，流布不已，入肾中与肾精化合变为白色浓稠的膏状之精，其精在化成之后而不漏泄走失，实又赖元阳之气固护于外。气聚则精盈，气弱则精走。故元气亏损每见失精，"精升则化为气"，"气降则化为精"，"精之与气，本自互生，精、气既足，神自旺矣。"

（六）精和津液的相互关系

1. 精对津液的关系 《素问·逆调论篇》说："肾者水藏，主津液……"肾精通过肾阳的蒸动化为元气，别出一支为三焦之运用，以保证三焦通行津液之能。故肾精虚则三焦失职而津液不布，时见尿短黄，咽喉干，皮肤燥，或为水渍皮肤而浮肿；肾精伤耗，肾阳不用，无以化气布津，则口咽干于上而渴欲饮水，水液溜于下而小便常多，如《金匮要略·消渴小便利淋病脉证并治》所谓"男子消渴，小便反多，以饮一斗，小便亦一斗，肾气丸主之"。是其例。

《灵枢·口问》说："液者，所以灌精濡空窍者也。"液能灌精以濡空窍，是津液之中本自有精，津液的精华部分即是精，此殆即所谓"广义之精"也。《灵枢·平人绝谷》中所谓"水谷之精气"、《灵枢·五味》中所谓"天地之精气"，皆是广义之精。

2. 津液对精的关系 《灵枢·五癃津液别》说："五谷之津液，和合而为膏者，内渗入于骨空，补益脑髓，而下流于阴股。"水谷在中焦化生的津液，通过三焦元气的作用，输布人体全身，濡养藏府及其所属各部组织器官，其滑利关节的津液，一部分渗入骨空，与髓液化合，入于肾中，为肾精的组成部分。故补精药多能生津，如肉苁蓉、菟丝子、枸杞、黄精、熟地、山药等。《素问·阴阳应象大论篇》所谓"精不足者，补之以味"即是。且时见补肾兼补脾之法，以脾健则化谷，谷化则津液生，津液生则精之化源始充，近人所谓"后天滋先天"者是也。

（七）精和神的相互关系

1. 精对神的关系 《灵枢·本神》说："肾藏精，精舍志。"肾精进入冲脉而化血，血气随经脉运行于肾中而产生肾志，志者肾之神。志舍于精中而赖精以滋养。精盛则志强。肾精不足，无以养志，则每病善忘之证。《灵枢·本神》所谓"志伤则喜忘其前言"，《类证治裁·健忘》谓"惟因病善忘者，或精血亏损，务培肝肾，六味丸加远志、五味"是其例。肾中之精气，上交于心中，化为心中真液，以养心神，则心神得以守舍而藏于心。精可养神，神赖精养，精盛则神旺，精衰则神扰。故肾精衰少不能上交于心而每见心烦失眠。且肾中之精滋养于髓，髓液充满养于骨而会聚于脑。精髓所聚，于脑为最多，故脑有"髓海"之称。惟其聚精最多，则为心神之所居，是之谓"元神之府"也。精盛脑盈，神安其居，则耳目聪明；精衰脑空，神失其正，则脑转耳鸣，目眩昏冒而无见，故失精家耳目多不精爽，肾精虚少亦可病眩晕之证，即所谓"下虚则高摇"。

《灵枢·本神》说："两精相搏谓之神。"杨上善《太素·藏府之一》注："两精相搏，共成一形，一形之中，灵者谓之神者也，即乃身之微也。"此当指精、血、津液等广义之精所生之神。

2. 神对精的关系　张介宾《类经·摄生类·古有真人至人圣人贤人》注："神由精、气而生，然所以统驭精、气而为运用之主者，则又在吾心之神。"心藏脉，脉舍神，人体在心神的主导下，血气循经脉流行，进入肾中，遂化生肾藏之神，是名曰"志"。肾志统于心神，而居于肾精之中，以为肾精之主宰。神守则志安而精固，神散则乱而精失。《灵枢·本神》说："恐惧而不解，则伤精，精伤则骨酸痿厥，精时自下。"

（八）气和津液的关系

1. 气对津液的关系　《血证论·阴阳水火气血论》说："水化于气。"津液在人体内升降循环，输布排泄，实赖三焦元气之统帅、推动和蒸化。张介宾《类经·藏象类·十二官》注："元气足则运化有常，水道自利。"故三焦元气失职，则津液停聚转化为水湿之病，内而为水饮，外而为水肿。《杏轩医案续录·答鲍北山翁》说："气可化水。"正气流行，触物即还原而为水液。故水热互结于膀胱，气化不行，津液不布，则小便不利而口渴欲饮，治以五苓散助气化以行水散邪，膀胱津液得以化气，升腾于上，敷布于藏府口舌而还原为津液，不生津而渴自止。《伤寒论·辨太阳病脉证并治》说："若脉浮，小便不利，微热消渴者，五苓散主之。"即是其义。

2. 津液对气的关系　《杏轩医案续录·答鲍北山翁》说："水可化气。"《血证论·阴阳水火气血论》说："气生于水。"水谷化生的津液，通过三焦元阳的作用，并在各藏府功能活动的配合下，使其精专部分从中焦进入肺脉化为营气，慓悍部分从上焦布于皮肤肌腠化为卫气；水液中上升部分从肺藏经由三焦下入膀胱，下降部分在小肠济泌别汁从下焦渗入膀胱。《素问·灵兰秘典论篇》说："膀胱者，州都之官，津液藏焉，气化则能出矣。"津液藏于膀胱，通过三焦元阳的蒸动，化而为气，升腾敷布于藏府组织，发挥温养作用，以保证藏府组织的正常功能活动。故《素问·经脉别论篇》说："水精四布，五经并行。"临床上，暑病伤耗津液，不仅口渴喜饮，且津液虚少无以化气而见少气懒言，肢体乏力，治以白虎加人参汤之加人参即为生津而益气。

（九）气和神的相互关系

1. 气对神的关系　《脾胃论·省言箴》说："气乃神之祖……气者，精神之根蒂也。"气帅血液在经脉中运行以濡养藏府组织而生神。气血流行，神即应之而生，气至神亦至，故《灵枢·小针解》谓"神者，正气也"。神寓于气，气以化神，气盛则神旺，气衰则神病，气绝则神亡。故张介宾谓"人之生死由乎气"。临床上，正气不足，常见心慌而视昏。《灵枢·决气》说："气脱者，目不明。"故治暴盲证，《张氏医通》主以人参、白术。《素问·逆调论篇》说："荣气虚则不仁，卫气虚则不用，荣卫俱虚则不仁且不用。"荣卫气少，神不能周，故肢体不知痛痒且不为我所使。《伤寒论·辨阳明病脉证并治》说"虚则郑声"，即《素问·脉要精微论篇》所谓"言而微，终乃复言者，此夺气也"之义，是气衰则神乱而妄为言语；还有气衰神乱而为狂者。

2. 神对气的关系　杨上善《太素·痈疽》注："神之动也，故出入息动。"神是气之主而御气之动，气之流行为神所主宰，神住气亦住，神往气亦往，神安则气正，神惊则气乱，神内守则气流布于周身而不已。观日常生活中，导引家运神以御气，呼吸达于丹田，甚至流通任督；武术家运神以御气，气聚于臂则臂能劈石。神悲则气消，恸哭之后，语声低微；神思则气结，忧思不解，时发太息。故《灵枢·口问》说："忧思则心系急，心系急则气道约，约则不利，故太息以伸之。"

（十）津液和神的相互关系

1. 津液对神的关系 《灵枢·本神》说："脾藏营，营舍意。"《素问·六节藏象论篇》说："………津液相成，神乃自生。"意亦是神，神在脾为意，意乃脾之神。中焦脾胃化生的水谷津液，入脉中以助血气之营运，流行周身，以濡养藏府组织，化生神气。津液充盛则血旺而神全，津液丧失则血少而神乱。临床上，误用汗、吐、下等法过伤津液则每见神乱惊悸或神昏妄语，故《伤寒论·辨少阳病脉证并治》说："少阳中风，两耳无所闻，目赤，胸中满而烦者，不可吐下，吐下则悸而惊。""伤寒，脉弦细，头痛发热者，属少阳；少阳不可发汗，发汗则谵语。"还有泪出过多，失去神明之照而目盲无见，即《灵枢·口问》所谓"泣不止则液竭，液竭则精不灌，精不灌则目无所见矣"。

2. 神对津液的关系 《素问·解精微论篇》说："宗精之水，所以不出者，是精持之也。"（这里所谓之"精"，是指"神"，观下文"水之精为志，火之精为神"可证）津液在体内不妄溢于体外，是赖神的主持。其津液在体内流布不已，也有赖于神的主持。神内守，持之有权，则津液安流于体内，化精，化气，化血，化神，温肌肉，充皮肤，滑利关节，濡润空窍；神失守，无以主液则津液妄溢，如神遇猝恐则可见汗出、尿遗，神悲则泣涕交流。《灵枢·口问》说："悲哀愁忧则心动（神动），心动则五藏六府皆摇，摇则宗脉感，宗脉感则液道开，液道开，故泣涕出焉。"

总之，饮食水谷在藏府功能活动下化生的津液，流行濡布于全身，一部分进入脉中化为血，一部分进入骨中与髓液化合入肾为精；血聚脉中，随经脉流行，进入肾中与肾精化合变为精，渗于脉外为津液；精藏于肾，进入冲脉化为血，化气触物为津液，津液和血中的精华部分也叫精，故精、血、津液可统称为精，殆即所谓"广义之精"是也。精、血、津液在全身输布流行，若雾露之溉一样，叫做气。气充满周身，帅精、血、津液正常运行，以滋养藏府组织器官，使其产生生命活动，是谓之神。神藏于心，随血脉以达于全身各部，反转来主导藏府活动化生精、气、血、津液和主导精、气、血、津液的正常流行以及滋养藏府组织。

中医学的六淫学说

　　中医学认为，导致人体发生疾病的因素，一般有三类：一是风、寒、暑、湿、燥、火等邪气，叫做"六淫"，自人体外而入，为"外因"；二是喜、怒、忧、思、悲、恐、惊等邪气，叫做"七情"，自人体内而生，为"内因"；三是房室、金刃、虫兽、饮食、劳倦所伤，既不属于六淫，又不类于七情，为"不内外因"。这里简单地探讨一下"六淫学说"的形成过程，这对于整理中医学的基本理论，是有益处的。

　　根据现有文献记载，在春秋时代，出现了"六气病因说"。《左昭元年传》说："天有六气，降生五味，发为五色，徵为五声，淫生六疾。六气，曰'阴阳风雨晦明'也，分为四时，序为五节，过则为菑，阴淫寒疾，阳淫热疾，风淫末疾，雨淫腹疾，晦淫惑疾，明淫心疾。"所谓"阴淫寒疾"，乃"寒邪"为病；所谓"阳淫热疾"，乃"热邪"为病；所谓"风淫末疾"，乃"风邪"为病；所谓"雨淫腹疾"，乃"湿邪"为病；其"风""雨""寒""热"四者自外伤人，为引起疾病发生的外来邪气，属"外因范畴"；所谓"明淫心疾"，是体内产生的情志为病，邪自内生，属"内因范畴"；所谓"晦淫惑疾"，是房劳为病，属"不内外因范畴"。这就说明了"六气病因说"，并不是前人一般所说的"六淫学说"。之后，《管子·度地》说："大寒，大暑，大风，大雨，其至不时者，此谓'四刑'，或遇以死，或遇以生（眚），君子避之，是亦伤人。"也只提出了"风"、"雨"、"寒"、"暑"四种外邪。在战国后半期，吕不韦的门客写成的《吕氏春秋·季春纪·尽数》说："大寒，大热，大燥，大湿，大风，大霖，大雾，七者动精则生害矣。"提出了"寒""热""燥""湿""风""霖""雾"七种外邪。在医学领域里，这时出现了伟大的医学著作《黄帝内经》一书，形成了比较完整的中医学理论体系。《灵枢·口问》说："夫百病之始生也，皆生于风雨寒暑，阴阳喜怒，饮食居处，大惊卒恐。"《灵枢·顺气一日分为四时》说："夫百病之所始生者，必起于燥湿寒暑风雨，阴阳喜怒，饮食居处。"《灵枢·五变》说："余闻百病之始期也，必生于风雨寒暑，循毫毛而入腠理。"《灵枢·百病始生》说："夫百病之始生也，皆生于风雨寒暑清湿喜怒。""风雨寒热，不得虚，邪不能独伤人。"这里谓自外伤人的邪气，或曰"风雨寒暑"，或曰"燥湿寒暑风雨"，或曰"风雨寒暑清湿"，并没有成为"风""寒""暑""湿""燥""火"的所谓"六淫学说"。在《素问·阴阳应象大论篇》里，提出了"天有四时五行，以生长收藏，以生寒暑燥湿风"，而且原则性地论述了"寒""暑""燥""湿""风"这五者为病的临床表现："风胜则动，热胜则肿，燥胜则干，寒胜则浮，湿胜则濡写（泻）。"这里虽然形成了较成熟的外邪病因理论，但它仍然没有成为"风""寒""暑""湿""燥""火"的所谓"六淫学说"。事实上，六淫学说只是到了东汉年间写成的《阴阳大论》之书，即现在《素问》所载的《天元纪大论》《五运行大论》《六微旨大论》《气交变大论》《五常政大论》《六元正纪大论》《至真要大论》等所谓"运气七篇"中才出现的。《素问·至真要大论篇》说："夫百病之生也，皆生于风、寒、暑、湿、燥、火以之化之变也。"这里才具有了"风""寒""暑""湿""燥""火"六种外邪的病因理论，也只有在这个"运气七篇"里才具有"风""寒""暑""湿""燥""火"六种外邪。根据我的考证，《素问》中的"运气七篇"，是在东汉殇帝刘隆的延平前后成书的。详见本书《中医学的运气学说》一文。

本来，《素问·阴阳应象大论篇》提出的"寒、暑、燥、湿、风"，已完善了中医学理论中从肤表侵害人体的外邪病因，《素问》"运气七篇"也完全继承了这个病因理论，如《素问·天元纪大论篇》中所载"天有五行御五位，以生寒暑燥湿风"之文就是明证。但《素问》"运气七篇"是专论"运气学说"的。它为了符合天道"六六之节"的"六数"需要，把"寒""暑""燥""湿""风"五者之中又加了一个"火"成为"六气"而配"三阴三阳"，以应一岁之中"初之气"到"终之气"的所谓"六节之气"。它对"寒""暑""燥""湿""风""火"这六者的各个特性和作用也均作了原则性的阐述："燥以干之，暑以蒸之，风以动之，湿以润之，寒以坚之，火以温之。"（《素问·五运行大论篇》）它还在《素问·至真要大论篇》中历述了"寒""暑""燥""湿""风""火"六气淫所胜发生的各种变化。于是，六淫之说，即从此产生了。其实，这"寒""暑""燥""湿""风""火"六者之中，"暑"与"火"是同一性质的，属同一类的东西，只是"暑无形"而"火可见"而已，所以，《素问·天元纪大论篇》说："在天为热（暑），在地为火。"《素问·五运行大论篇》说："其在天为热，在地为火……其性为暑。"暑、热、火三者的概念，在中医学病因理论里，从其实质来说，基本上是一个东西，其为病则均用寒凉之药以治疗。《说文·日部》说："暑，热也。"《玉篇·日部》说："暑，热也。"《广韵·上声·八语》说："暑，舒吕切，热也。"《素问·五运行大论篇》说："其性为暑。"王冰注："暑，热也。"《难经·四十九难》说："有伤暑。"虞庶注："暑，热也。"《诸病源候论·妇人妊娠病诸候下·妊娠热病候》说："暑病即热病也。"是暑邪何必挟湿？热入心包则神昏谵语，心火上炎只口糜舌烂，何必热为渐而火为极？

《素问·天元纪大论篇》说："寒暑燥湿风火，天之阴阳也，三阴三阳上奉之；木火土金水火，地之阴阳也，生长化收藏下应之。"说明运气学说为了配合阴阳，配合六节，不仅把"寒""暑""燥""湿""风"五气之中加上一个"火"而成"六"数，而且还把"木""火""土""金""水"五行之中的"火"分之为二，分为"君火"和"相火"而成"六"数。从病因学上讲，这明明是"寒""暑""燥""湿""风"的"五淫"，被运气学说加上一个"火"变成了"六淫"而已。

中医学的七情学说

喜、怒、忧、思、悲、恐、惊称为"七情"。《黄帝内经》详细地论述了有关情志的产生及其与疾病的关系。它说："人有五藏化五气，以生喜、怒、悲、忧、恐。"（《素问·阴阳应象大论篇》）心志喜，肾志恐，肺志悲，肝志怒、惊，脾志忧、思，而五藏又都统主于心。因此一切情志表现都是五藏活动的反映。

人的情志，是思想活动方面的东西，是客观事物作用于人体，通过人体正气发生作用而产生的，即"人心之动，物使之然也"（《史记·乐书》语）。在不同情志的产生过程中，人体的正气总有不同情况的改变，所以《素问·举痛论篇》说："怒则气上，喜则气缓，悲则气消，恐则气下……惊则气乱……思则气结。"

古人说过："喜怒哀乐……发而皆中节，谓之和。"（《礼记·中庸》）所谓"和"，言其于人无害，是谓"正气"。本来，在一般情况下，人体七情的产生，不足以引起人体发生疾病的变化，是无害于人体的，而且还有助于人体对外界事物变化的适应，在某种情况下，还有助于人体战胜疾病、成为治愈疾病的条件。只有七情的急剧发生和持久存在，只有"喜怒不节"（《素问·阴阳应象大论篇》）超过了人体五神藏所能控制的程度，超过了人体适应客观事物变化需要的范围，它才转化为邪气，成为致病因素而导致人体发病。所以《黄帝内经》说："暴怒伤阴，暴喜伤阳。"（《素问·阴阳应象大论篇》）又说："心怵惕思虑则伤神，神伤则恐惧自失，破䐃脱肉"；"脾忧愁而不解则伤意，意伤则悗乱，四肢不举"；"肝悲哀动中则伤魂，魂伤则狂妄不精，不精则不正当人阴缩而挛筋，两胁骨不举"；"肺喜乐无极则伤魄，魄伤则狂，狂者意不存，其人皮革焦"；"肾盛怒而不止则伤志，志伤则喜忘其前言，腰脊不可以俛仰屈伸"；"恐惧而不解则伤精，精伤则骨酸痿厥，精时自下"（均见《灵枢·本神》）。七情中的任何一种情志，都可以在一定的条件下转化为邪气而致人于病，不过七情中的各个情志为病是不等同的，有的情志为病于人的机会较多，有的情志为病于人的机会较少罢了。至于说七情活动到什么程度叫做过节，这是不能以升斗或尺寸斤两来计量的，而是每个人的具体情况决定的。

客观外界的不同事物作用于人体内部的不同藏府，使正气发生不同的改变而产生不同的情志。因而，七情中每一情志都和一定的藏府有着密切的联系，换句话说，五藏的每一藏象都主司着一定的情志。当七情过节转化为邪气伤人的时候，它多"反伤本藏"而出现该藏的病证。心主喜，暴喜过度则伤心；肝主怒、惊，大怒不止、暴惊不已则伤肝；脾主忧思，忧思过度则伤脾；肺主悲，悲哀太甚则伤肺；肾主恐，恐惧不解则伤肾。然而，病邪伤人的规律总是"虚者受邪"，因而亦有本藏不虚，而七情的邪气不伤本藏而伤及他藏。另外，还有两种或两种以上的情志交互伤人，导致人体发病；也有七情邪气与其他邪气一起共同致人于病的。

七情为病，可以出现神志方面的病证，如癫狂、善怒、骂詈、喜笑不休、喜怒无常、多疑善畏、悲伤欲哭、言语不清、惊悸、健忘、失眠、多梦，呓语、夜游、太息、欠伸、颤栗、昏厥、眩晕、烦躁不安以及百合病等；也可以出现非神志方面的病证，如头痛、耳聋、目疾、吐血、噎食、喘气、尿频、阳痿、滑精、月经不调、胸胁胀满、脘腹疼痛、食欲减退、肌肉消瘦、少气懒言、大便溏泄、腰痛胫酸、头发脱落、皮毛枯槁、痛疽、疝瘕、白淫以及奔豚病等，而这两方面的病证又可以交互并见。

在中医学里，七情为病，可以概括为三个方面：

（1）七情过节导致人体的发病；

（2）发病后七情促进人体的疾病恶化；

（3）在疾病发展过程中，气血失常，产生七情疾病的临床证候。

这三个方面，有病因，有病证，古人把它们当做同样的东西看待的，因为：①病因的七情和病证的七情在性质上是有内在联系的。如：怒则气上，喜则气缓，悲则气消，恐则气下，惊则气乱，思则气结。②在疾病的发生发展过程中，病因的七情和病证的七情又常是相互联系，相互影响，不可截然分开的，就是病因的七情在导致人体疾病发生发展后常可产生出七情证候，而证候的七情又可反过来成为病邪促进病情的发展。

由于七情为病，是七情邪气通过人体正气发生作用引起藏府功能活动发生紊乱的结果，所以也可以运用七情并采用必要的其他治疗方法如药物、针灸等以调整藏府的功能活动，来消除七情的邪气，达到治愈人体疾病的目的。所以杨上善《太素·如蛊如妲》注："喜怒忧思伤神为病者，先须以理清神明性，去喜怒忧思，然后以针药神而助之。"当然，在具体临床医疗工作中，有的病人要以情志疗法为主，有的病人则要以药物、针灸等其他疗法为主。

中医学认为，七情中各个情志的性质不同，作用于人体后引起人体气血的变化不同，因而导致人体发生的疾病也不同，治疗时必须根据不同的情志为病采取不同的治疗方法。在药物、针灸等疗法方面，必须是"盛者写（同'泻'）之，虚者补之"（《灵枢·经脉》）；"寒者热之，热者寒之"（《素问·至真要大论篇》）；"高者抑之，下者举之"（《素问·至真要大论篇》）；"坚者削之，客者除之，劳者温之，结者散之，留者攻之，燥者濡之，急者缓之，散者收之，损者温之，逸者行之，惊者平之"（《素问·至真要大论篇》）。

中医学的七情学说，把人和社会联结成一个统一的整体，在阐述七情为病的时候，又对具体的情况作具体的分析。这种在长期的医疗实践中产生，后又在几千年的医疗实践中证明行之有效的辩证法思想，在中医学领域里，有力地排斥着形而上学的错误观点，表现出中医学的特色。七情是在客观物质的基础上产生的，它又可以转过来作用于客观物质，引起客观物质发生变化，它在一定条件下可以造成人体发生病变，在另外的一定条件下又可以成为治疗方法，帮助人体战胜疾病，恢复健康。这就是中医学七情学说的主要内容。

中医学的升降学说

　　升降学说，是中医学理论体系的一个组成部分，是中医学中阴阳学说的一个方面的具体运用。

　　升，谓上升，是升其清阳。降，谓下降，是降其浊阴。升和降，是对立的两个方面。《素问·六微旨大论篇》说："气之升降，天地之更用也。"这两个方面，既互相对立，又互相联结；既互相制约，又互相依赖。"升已而降，降者谓天；降已而升，升者谓地。天气下降，气流于地；地气上升，气腾于天。"（《素问·六微旨大论篇》）气之上升，上升到一定程度，因"降"的作用，使之转化为下降；气之下降，下降到一定程度，因"升"的作用，又使之转化为上升。气之一升一降，一降一升，相互为用，相反相成。正是这一矛盾运动，维持着事物的生命，促使事物不断地变化和发展。《素问·六微旨大论篇》说："高下相召，升降相因，而变作矣。"

　　依据辩证唯物论的观点，任何运动形式，都依赖于物质而存在，升降这一运动形式自然也不例外。

《周易·系辞》说："形乃谓之器。"器是指有形的物质。《素问·六微旨大论篇》说："器者，生化之宇。器散则分之，生化息矣。"物质是升降运动的基础，是事物生长发展的根本，没有物质就没有升降运动的存在，也就没有事物的生长和发展。如果一种物质遭到了根本的破坏，升降势必灭，生化就要宣告停顿，生命也就终止了。

升降运动，存在于一切有生命活动中。"升降出入，无器不有"（《素问·六微旨大论篇》），它在一切有生命的活动中是普遍存在的，任何生命活动都依赖于升降运动，都是"非出入则无以生长壮老已，非升降则无以生长化收藏"（《素问·六微旨大论篇》语），都具有升降出入的运动形式，所以《素问·气交变大论篇》说："用之升降，不能相无也。"

根据中医学的观点，人体每一内藏都发出一条经脉，肺藏发出手太阴经，心藏发出手少阴经，心包络发出手厥阴经，脾藏发出足太阴经，肾藏发出足少阴经，肝藏发出足厥阴经，大肠府发出手阳明经，小肠府发出手太阳经，三焦府发出手少阳经，胃府发出足阳明经，膀胱府发出足太阳经，胆府发出足少阳经。十二藏府共发出十二经脉，而这十二经脉中的每一条经脉，都按其所属本藏府的特性在一定部位分布，向一定方向伸延，并又在一定部位和另一条经脉相交接，构成一个经脉循环系统，营运血气，把人体各部组织联结成一个以藏府为中心的统一的整体。

孤阴不生，独阳不长，事物的对立统一，促成事物的矛盾运动。中医学藏府经络的升降运动，是在一定范围内按照阴阳对立统一规律运动的，凡是藏气下降的，它相表里的府气则上升；凡是藏气上升的，它相表里的府气则下降。肺气下降，则大肠气上升；心气下降，则小肠气上升；心包气下降，则三焦气上升；脾气上升，则胃气下降；肾气上升，则膀胱气下降；肝气上升，则胆气下降。这是一方面。

另一方面，凡是手阴阳经脉之气上升的，它同名的足阴阳经脉之气则下降；凡是手阴阳经脉之气下降的，它同名的足阴阳经脉之气则上升。肺手太阴经气下降，则脾足太阴经气上升；心手少阴经气下降，则肾足少阴经气上升；心包手厥阴经气下降，则肝足厥阴经气上升；大肠手阳明经气上升，则胃足阳明经气下降；小肠手太阳经气上升，则膀胱足太阳经气下降；三焦手少阳经气上升，则胆足少阳经气下降。

总之，中医学藏府经络的升降运动，是事物对立的两个方面规定的，这一方面上升，另一方面则下降；这一方面下降，另一方面则上升，这就是升降运动在藏府经络中的总规律。

《灵枢·逆顺肥瘦》说："手之三阴，从藏走手（降），手之三阳，从手走头（升）；足之三阳，从头走足（降）；足之三阴，从足走腹（升）。"这是说明营气在经脉内运行并荣养周身的规律，也是说明藏府经络升降运动的，是对藏府经络阴阳升降运动规律的总概括。

人体藏府的升降运动，在正常情况下，在对立统一规律支配下，进行着正常的升者自升，降者自降，从一定程度上，保证着藏府功能活动的正常进行，促进着人体的正常发展，保持着人体的健康。十二藏府的升降机能，也是"恶者可见，善者不可得见"的，在正常生理情况下，看不见，摸不着；只有在病变情况下，才能见到它的反常现象。升降运动减弱了，藏府功能即减退而人体发生着虚弱或衰老。如果升降机能失调，藏府就要发生病变。各个不同藏府的升降机能反常所导致的病变，则随各个不同藏府的功能特点而出现各个不同的病证：肺气下降，其气不降而上逆则病喘咳；心气下降，其气不降而上逆则病舌赤舌烂；心包无独立功用，其病与心藏同；大肠气上升，其气不升而下陷则病脱肛；小肠气上升，其气不升而下陷则病阴疝；三焦气上升，其气不升而下陷则病遗尿；脾气上升，其气不升而下陷则病濡泄；肾气上升，其气不升而下陷则病滑精；肝气上升，其气不升而下陷则病少腹急痛，胃气下降，其气不降而上逆则病恶心呕吐；膀胱气下降，其气不降而上逆则病小便癃闭，胆气下降，其气不降而上逆则病呕出苦汁。在临床实践中，对于这些藏府升降失调病证的治疗，则是根据各个不同病因导致各个不同藏府发生的各个不同病变，给以不同的治疗方法，例如胃气上逆而呕吐，有因热邪犯胃者，有因痰饮停胃者，有因食滞上脘者，有因胃虚气逆者，还有肝气犯胃者，等等，必须分别以"清热和胃""化饮降逆""吐越积滞""补中和胃"以及"平肝和胃"等法来治疗；又例如肾气下陷而失精，有因肾虚不固者，有因神虚不摄者，有因肝经湿热者，等等，必须分别以"补肾固精""补心宁神""清泻肝经湿热"等法来治疗，以恢复其藏府升降的正常运动，消除其各个不同的病证。

《素问·六微旨大论篇》说："出入废则神机化灭，升降息则气立孤危。"人体藏府升降机能失常，犹可以法调治而使其恢复正常，如果藏府升降机能完全反常，逆而不已，导致阴阳离决，精气渐绝，则虽卢扁在世，亦莫如之何也已矣，所以《素问·气交变大论篇》说："用之升降，不能相无也。"

中医学的运气学说

《黄帝内经素问》中所载《天元纪大论》《五运行大论》《六微旨大论》《气交变大论》《五常政大论》《六元正纪大论》《至真要大论》等七篇,是专门论述古代运气学说的,一般叫做"运气七篇",它有着丰富的医学内容和宝贵的辩证法思想。汉末张仲景在它和其他古典著作的指导下,总结了当时的医学知识和自己的医疗实践经验,写出了理、法、方、药完备,系统论述辨证施治的《伤寒杂病论》一书,促进了我国医学的发展;宋代刘完素攻治了它的一端,结合自己的医疗实践,写出了《素问玄机原病式》一书,提出了"六气皆可化火"的论点,卓然成为我国医学史上的一大学派,就是突出的两个例子。

一、"运气七篇"的成书年代

宋代林亿等说过:"《素问》第七卷亡已久矣。……观《天元纪论》《五运行论》《六微旨论》《气交变论》《五常政论》

《六元正纪论》《至真要论》七篇，居今《素问》四卷，篇卷浩大，不与《素问》前后篇卷等，又且所载之事与《素问》余篇略不相通，窃疑此七篇乃《阴阳大论》之文，王氏取以补所亡之卷，犹《周官》（当作《周礼》）亡《冬官》以《考工记》补之之类也。"又说："汉·张仲景《伤寒论·序》云：'撰用《素问》《九卷》《八十一难经》《阴阳大论》……'是《素问》与《阴阳大论》两书甚明，乃王氏并《阴阳大论》于《素问》中也。要之《阴阳大论》亦古医经，终非《素问》第七矣。"（《黄帝内经素问·序》新校正注）据此，则"运气七篇"乃《阴阳大论》一书，而非《黄帝内经素问》之文。然《阴阳大论》之书，现在已别无传本，独《针灸甲乙经》中，有题《阴阳大论》的一篇，但其所载内容，全是《素问·阴阳应象大论篇》之文，而皇甫谧又明谓他的《针灸甲乙经》一书，是根据《素问》《针经》《明堂孔穴针灸治要》等三书编撰而成，没有采用过《阴阳大论》一书。这说明《针灸甲乙经》中的《阴阳大论》这一篇，不是古代的《阴阳大论》，而是"阴阳应象大论"脱落了"应象"二字，或者是皇甫谧写这一篇题时略去了"应象"二字，成为"阴阳大论"。如果不是这里少了"应象"二字，而"阴阳应象大论"就是古代《阴阳大论》之书，张仲景就不会在《伤寒论·伤寒杂病论集》中说他既撰用《素问》又撰用《阴阳大论》的。因此，林亿等所谓"运气七篇"即古代《阴阳大论》之说，是可以采取的。

《阴阳大论》一书，东汉初年班固撰写的《汉书·艺文志》不载，表明它不是东汉建武以前的作品；而且它用了干支纪年，如它说，"天气始于甲，地气始于子，子甲相合，命曰岁立"

和"甲子之岁""乙丑岁""丙寅岁""丁卯岁""戊辰岁"(《素问·六微旨大论篇》),以及"甲己之岁""乙庚之岁""丙辛之岁""丁壬之岁""戊癸之岁""子午之岁""丑未之岁""寅申之岁""卯酉之岁""辰戌之岁""巳亥之岁"(《素问·天元纪大论篇》)等等,更表明它不是西汉以前的作品。我们知道,在古代,干支只用于纪日,西汉以前,是不以干支纪年的。用干支来纪年,只是从东汉初期光武帝刘秀建武年间才开始的。因此,《阴阳大论》成书年代的上限,不会早于东汉初期刘秀建武以前,而只能在此以后。

《阴阳大论》这一书名,首先见于《伤寒论·伤寒杂病论集》。它说:"撰用《素问》《九卷》《八十一难》《阴阳大论》《胎胪》《药录》,并平脉辨证,为《伤寒杂病论》合十六卷。"张仲景写《伤寒杂病论》的时候,就已经把《阴阳大论》一书作为他的重要参考书籍,表明《阴阳大论》一书早于张仲景的《伤寒杂病论》而存在。张仲景为东汉末年灵、献时代人,因而,《阴阳大论》成书年代的下限,不会晚于东汉末年灵、献时代以后,而只能在这以前。

综上所述,我们可以看出,《阴阳大论》即《素问》"运气七篇"的成书年代,是在东汉初期刘秀建武以后和东汉末期灵、献时代以前的东汉时代。

二、《素问》中运气学说的辩证法思想

《素问》"运气七篇"中的运气学说(以下简称"《素问》中运气学说"),总结了我国古代劳动人民在长期生产实践中逐渐产生和发展起来的辩证法思想,论述了辩证法则在中医学

中的应用，指导着中医学的实践活动。

中医学早在《黄帝内经》成书的战国时代，就已经认识到自然界一切事物都不是孤立的，人体各部组织是相互联系相互制约的，自然界各种事物也是相互影响的，人体各部组织是一个统一的整体，而人与自然界也是息息相关的。在当时阴阳五行学说的思想指导下，用取象比类的方法，阐明了世界的统一性；并且还指出了自然界一切事物内部都有阴阳对立的两个方面，这两个方面是相互联系、相互为用的，"阴在内，阳之守也，阳在外，阴之使也"（《素问·阴阳应象大论篇》），又是相互斗争的，"阴胜则阳病，阳胜则阴病"（同上），它们总是在"阴阳交争"，同时还在一定条件下向它们自己的对立方面发生转化，所谓"重阴必阳，重阳必阴"，"寒甚则热，热甚则寒"（《灵枢·论疾诊尺》）。事物阴阳对立统一的矛盾运动，推动着事物的不断变化和发展，促使事物进行着"生长壮老已"的过程。"阴阳者，万物之能（能，即'台'字，读为'胎'）始也"（《素问·阴阳应象大论篇》），阴阳对立统一运动，普遍存在于世界万物之中，是世界万物生长发展进行"生长壮老已"的根本动力，所以《素问·阴阳应象大论篇》说："阴阳者，天地之道也，万物之纲纪，变化之父母，生杀之本始，神明之府也。"

《素问》中的运气学说，继承了这份宝贵的思想遗产，并在医学的具体应用上发展了这份宝贵的思想遗产。它提出了"阴阳""刚柔""天地""升降""出入""上下""内外""左右""先后""久新""小大""多少""寒暑""幽显""化变""生杀""成败""终始""盛衰""盈虚""损益""气形""邪正（真）""寿夭""吉凶""贵贱""善恶""本标""逆顺""往复""离附（合）""远近""迟速""动静""胜负""卷舒""缓急""奇偶""同异""浅深""厚薄""补泻""有无""微甚""散收"等等相对概念。这些相对概念，以阴阳学说为总纲，受阴阳学说所统辖，是阴阳学说的具体应用。

《素问》中运气学说在论述这些相对概念的同时，明确指出了事物对立的两个方面，不是绝对分离、互不相干的，而是"阳中有阴，阴中有阳"（《素问·天元纪大论篇》），"上下交互"在一起，并且还"上胜则天气降而下"，天气转化为地气，"下胜则地气迁而上"，地气转化为天气（同上），阴阳对立的双方在一定条件下是要向自己对立的方面进行转化的，所以《素问·六元正纪大论篇》说："动复则静，阳极反阴。"

《素问·天元纪大论篇》说："动静相召，上下相临，阴阳相错，而变由生也。"指明事物双方的斗争促进着事物的变化。

"君火之右，退行一步，相火治之；复行一步，土气治之；复行一步，金气治之；复行一步，水气治之；复行一步，木气治之；复行一步，君火治之。"（《素问·六微旨大论篇》）自然界一切事物都是"变动不居"的，从而《素问》中运气学说明确地提出了一个"动而不已"（同上）的辩证新观点，论述了世界万物都是处在不断运动、不断变化过程中。事物内部阴阳的不断运动，使事物得到不断的发展和变化，"曰阴曰阳，曰柔曰刚，幽显既位，寒暑弛张，生生化化，品物咸彰"（《素问·天元纪大论篇》），事物都进行着正常的"生长壮老已"或"生长化收藏"的发展过程，自然界呈现出一片蓬蓬勃勃的繁荣景象。阴阳的对立统一如被破坏，发生"阴阳离决"，失去运动，"出入废则神机化灭，升降息则气立孤危"，事物也就完结，生命也就终止了，所以世界上一切事物，都是"非出入则无以生长壮老已，非升降则无以生长化收藏"（《素问·六微旨大论》篇）的。

任何运动规律都是依赖于物质的存在而存在，阴阳运动也不例外。没有物质就没有运动。《素问》中运气学说根据《周易·系辞上》所谓"形乃谓之器"，提出了"器"这个有形质的物质作为阴阳运动、万物生化的物质基础，它说："器者，生化之宇，器散则分之，生化息矣。"（《素问·六微旨大论篇》）这就表明《素问》中运气学说认为有形质的物质，是阴阳运动的基础，是事物生长发展的根本，没有物质就没有阴阳运动的存在，也就没有事物的生长和发展。从而又表明了运气学说古代朴素的唯物论观点。

阴阳对立统一的矛盾运动，普遍存在于一切事物中，"是以升降出入，无器不有"（《素问·六微旨大论篇》），因而任何物质的运动，都是"无不出入，无不升降"（同上）。

《素问》中运气学说还认为一切事物的发展都不是绝对平衡的，世界上等同的事物是不存在的，它说："气用有多少，化治有盛衰""病形有微甚，生死有早晏"（《素问·六元正纪大论篇》），"气味有厚薄，性用有躁静"，以及"治有缓急，方有大小"，"证有中外，治有轻重"（《素问·至真要大论篇》）。等等这些，就是表达了这种观点。

在《素问》运气学说里，自然界以及包括医学领域在内的一切事物，无不处在五运回薄、六气往复的运动过程中，均受阴阳对立统一规律所支配。掌握阴阳运动的规律，就有利于认识自然和改造自然，解决医学领域里的一些问题，所以《素问》中运气学说指出："夫五运阴阳者，天地之道也，万物之纲纪，变化之父母，生杀之本始，神明之府也，可不通乎！"(《素问·天元纪大论篇》)　强调要通晓阴阳对立统一的规律，掌握阴阳对立统一的规律，运用阴阳对立统一规律的思想方法去观察医学世界，改造医学世界。

三、《素问》中运气学说对中医学的贡献

运气学说在古代朴素的辩证法思想指导下，以干支立年为工具，论述着"肝""心""脾""肺""肾"等五藏和"风""寒""暑""湿""燥""火"等六气错综复杂变化为病的规律，以及其相应的治疗原则，系统地总结了我国东汉以前的医疗经验，发展了《黄帝内经》的医学思想，为中医学的进一步发展作出了贡献。

运气学说把"在天为气"的自然界风、寒、暑、湿、燥、火等所谓"六气"与人体三阴三阳经脉紧密联结在一起，把"在地成形"的自然界木、火、土、金、水等所谓"五行"与人体五藏紧密联结在一起，运用司天在泉、客主加临、淫郁胜复、太过不及等理论，论述了风、寒、暑、湿、燥、火等六气伤人及其风、寒、暑、湿、燥、火相兼为患而导致的人体藏府和经脉的病变规律，论述了人体藏府和经脉的复杂病证，这就发展了《黄帝内经》在这方面的医学理论，更为有效地指导了中医学的医疗实践。它记述了内科方面的疟病，温疟，温病，黄瘅(当作"疸")，风病，寒中，热中，寒厥，痿，痹，善眠，巅疾，

癃闭，溺赤甚则血便，溺白，阴萎，浮肿，首面胕肿，足胫胕肿，厉（嫩），昏惑，目不识人，善惊，谵妄，狂越，忽忽善怒，悲妄，语笑，意不乐，善伸，善欠，烦躁，善太息，瞀闷懊恼，心悸，烦心，心痛，头痛，肩胛痛，缺盆痛，腋冲（肿），臂臑痛，颈项强，背痛，胁痛，胁支满，两胁里急，胸满，腰脽痛，腰重，两胁下少腹痛，少腹绞痛，胃脘痛，腹满，腹大，善饥，饥不欲食，食已而瞀，鬲咽不通，中满食饮不化，肠鸣，呕吐，食则吐，愦愦欲吐，呕苦，呕酸，善噫，唾吐清液，积饮，霍乱吐下，便溲不时，大便难，注下赤白，下白，血泄，濡泄，飧泄，泄注，鹜溏，冷泄，溏泄瘕（泄、瘕二字疑误倒），衄衊，唾血，咳血，呕血，痉，惊瘛，瘛疭，肉𥆧瘛，筋挛，筋肉拘苛，行（胕）善瘛，缲戾，关节不利，郁冒，振掉，憎风，恶寒，战栗，鼓颔，骨痛阴痹，骨节变，皮肤痛，肌肉萎，寝汗出，体重，发热，寒热更作，咳嗽，呼吸气喘，息鸣，少气，面赤，面白，面尘色恶，头眩，目转，癫疝，暴瘖，哕，暴僵仆，衄嚏，出清涕，善渴，否坚，支废，肌腠疮疡（赤斑），皮坼，皴揭，目视𥇀𥇀等；外科方面的浸淫疮，丹胗，丹熛，痈疽，痱痤，痔，阴中疡，疡疿，疡胗，口疮，脓疮，疮疡血流，寒疡流水等；妇科方面的胎孕不育，妇人少腹肿，血崩等；眼科方面的耳赤，目痛，目昧，泣出等；口齿方面的口糜，舌本强，齿痛颀肿等；耳鼻咽喉方面的耳痛，耳聋，耳鸣眩转，鼻渊，嗌干，嗌痛颔肿，嗌肿喉痹等，共四百多个病证，丰富和发展了《黄帝内经》所载病证的内容，显示了对医学世界认识的进一步深化。它还由博返约，把这些病证作了归纳，找出了六气为患导致人体发生病变的基本规律，提出了厥阴所至"为里急"，"为支痛"，"为缫戾"，"为胁痛呕泄"；少阴所至"为疡胗身热"，"为惊惑、恶寒、战栗、谵妄"，"为悲妄、衄蔑"，"为语笑"；太阴所至"为积饮否隔"，"为稸满"，"为中满霍乱吐下"，"为重、胕肿"；少阳所至"为嚏呕"，"为疮疡"，"为惊躁瞀昧暴病"，"为喉痹、耳鸣、呕涌"，"为暴注、瞤瘛暴死"；阳明所至"为浮虚"，"为鼽尻阴股膝髀腨胻足病"（疑此句文字有误，原文"尻"字错），"为皱揭"，"为鼽嚏"；太阳所至"为屈伸不利"，"为腰痛"，"为寝汗、痉"，"为流泄禁止"（《素问·六元正纪大论篇》）。特别是提出了"诸风掉眩，皆属于肝；诸寒收引，皆属于肾；诸气膹郁，皆属于肺；诸湿肿满，皆属于脾；诸热瞀瘛，皆属于火；诸痛痒疮，皆属于心；诸厥固泄，皆属于下；诸痿喘呕，皆属于上；诸禁鼓栗，如丧神守，皆属于火；诸痉项强，皆属于湿；诸逆冲上，皆属于火；诸胀腹大，皆属于热；诸躁狂越，皆属于火；诸暴强直，皆属于风；诸病有声，鼓之如鼓，皆属于热；诸病胕肿，疼酸惊骇，皆属于火；诸转反戾，水液浑浊，皆属于热；诸病水液，澄澈清冷，皆属于寒；诸呕吐酸，暴注下迫，皆属于热"（《素问·至真要大论篇》）。所谓"病机十九条"（实际上，当还有燥邪为病之文，今脱落），约两千年来一直脍炙人口，指导着中医学的临床实践，促进着我国古代医学的发展。

　　《素问》中运气学说根据运用司天在泉、客主加临、淫郁胜复、太过不及等理论所阐明的疾病规律，还相应地规定了治疗这些疾病的原则，例如《素问·至真要大论篇》中所谓"风淫于内，治以辛凉，佐以苦，以甘缓之，以辛散之"，"木位之主，其写（泻）以酸，其补以辛"等等。并根据疾病的一般规律，提出了"寒者热之，热者寒之，微者逆之，甚者从之，坚者削之，客者除之，劳者温之，结者散之，留者攻之，燥者濡之，急者缓之，散者收之，损者温之，逸者行之，惊者平之"等治疗法则和"大毒治病，十去其六；常毒治病，十去其七；小毒治病，十去其八；无毒治病，十去其九；谷肉果菜，食尽养之，无使过之"，以及"大积大聚，衰其大半乃止"的给药原则，丰富了中医学宝库的内容，推动了我国古代医学的前进！

营气的生成、运行和作用

营气是中医学理论体系的一部分，是藏府组织功能活动的物质基础之一。

《韩非子·五蠹》说："自环者谓之私。"《说文·厶部》引《韩非子》此文说："自营谓厶。"《素问·举痛论篇》说："环周不休。"《灵枢·营卫生会》说："营周不休。""营""环"二字在古代可以通用。营气者，环气也，环流之气也。营气在人体内循着经脉"常营不已"，环流周身，日夜不休，发挥着滋养人体藏府组织的作用，所以叫它做"营气"。《灵枢·经脉》说"脉为营"，《灵枢·经水》说"经脉者，受血而营之"，正说明了这一点。

《灵枢·营卫生会》说："中焦亦并胃中，出上焦之后，此所受气者，泌糟粕，蒸津液，化其精微，上注于肺脉，乃化而为血，以奉生身，莫贵于此，故独得行于经隧，命曰营气。"人在生成以后，由于胃的受纳，接受饮食水谷，通过中焦脾胃的熟腐、消磨和肝胆的疏泄作用等，使其饮食水谷得以消化，化生出水谷精微，其中"精专"部分从中焦进入肺脉，在经脉中运行不已，环周不休。在环周运行过程中，一部分化为"气态"而如"雾"一样溉诸藏府组织发挥濡养作用，这就是"营气"，所以《难经·三十一难》说"血为荣（荣、营字同）"，《太素·十二经水》杨注说"营气行经，如雾者也，经中血者，如渠中水也，故十二经受血各营也"。营气以血为基础，没有血，就没有营气存在的可能，但是，血液并不等于就是营气，只是血液运行和化为气态而溉诸藏府经络、四肢百骸、五官九窍，这才叫做"营气"；如血液不行，积而为淤，失去了运行和濡养作用，是不可能叫做营气的。

《灵枢·营卫生会》说："营在脉中。"营气在经脉中，是沿着一定的道路、向一定的方向运行的。《灵枢·营气》中较全面地概述了营气在十四经脉中循行的次序。它说："营气……从手太阴出注手阳明，上行注足阳明，下行至跗上，注大指间，与太阴合，上行抵髀（脾），从脾注心中，循手少阴出腋，下臂，注小指，合手太阳，上行乘腋，出𩓞内，注目内眦，上巅，下项，合足太阳，循脊下尻，下行注小指之端，循足心注足少阴，上行注肾，从肾注心，外散于胸中，循心主脉出腋，下臂，出两筋之间，入掌中，出中指之端，还注小指次指之端，合手少阳，上行注膻中，散于三焦，从三焦注胆，出胁，注足少阳，下行至跗上，复从跗注大指间，合足厥阴，上行至肝，从肝上注肺，上行喉咙，入颃颡之窍，究于畜门。其支别者，上额，循巅，下项中，循脊，入骶，是督脉也，络阴器，上过毛中，入脐中，上循腹里，入缺盆，下注肺中，复出太阴。此营气之所行也，逆顺之常也。"而《灵枢·经脉》记述的十二经脉循行道路实际上就是营气运行的方向和次序，更为详细具体。营气沿着这个经脉次序不断运行，终而复始，通行经络，营周内外，与行于脉外的卫气紧密联系着。营气在营周不休的过程中，它"和调于五藏，洒陈于六府"，不断滋养藏府组织，不断受到消耗，这就又有赖于不断从中焦饮食化生的水谷精微中得到补充。只有不断地受纳水谷，才能不断地在中焦化生出水谷精微，并将其"精专"部分输入经脉，变为血液，在经脉内不断运行，化生营气，溉诸人体，所以《灵枢·营气》说："营气之道，纳谷为宝。"

血液在经脉中环流运行，化出营气而如"雾"一样溉诸人体藏府组织，便其产生"神"的作用，殆即《灵枢·本神》所谓"营舍意"者是也，以保持其藏府组织的正常功能活动，否则，就会失去其各组织的应有功能，如皮肤得不到营血的滋养，就将发生肌肤不仁而不知其寒热痛痒，所以《素问·痹论篇》说："皮肤不营，则为不仁。"

营气运行的理论，说明人体各个藏府升降机能的特征，是针刺疗法"迎随补泻"的理论基础。

我们知道，《灵枢·逆顺肥瘦》中所载"手之三阴，从藏走手；手之三阳，从手走头；足之三阳，从头走足；足之三阴，从足走腹"之文，是十二经脉循行规律的概括，实即营气运行规律的概括，它概括了十二藏府的升降规律。所谓"手之三阴，从藏走手"者，是表明手太阴所属之肺，手少阴所属之心，手厥阴所属之心包络，三藏之气均是下降的；所谓"手之三阳，从手走头"者，是表明手阳明所属之大肠，手太阳所属之小肠，手少阳所属之三焦，三府之气都是上升的；所谓"足之三阳，从头走足"者，是表明足阳明所属之胃，足太阳所属之膀胱，足少阳所属之胆，三府之气都是下降的；所谓"足之三阴，从足走腹"者，是表明足太阴所属之脾，足少阴所属之肾，足厥阴所属之肝，三藏之气都是上升的。

针刺的"迎随补泻"，就是根据营气运行方向即一般所说的经脉走向，采取逆刺方式进针，叫做"追而济之"或"随而济之"，是补法。《灵枢·九针十二原》说："迎而夺之，恶得无虚；追而济之，恶得无实。"《灵枢·小针解》说："迎而夺之者，写也；追而济之者，补也。"《灵枢·寒热病》说："刺虚者，刺其去也，刺实者，刺其来也。"都是讨论针刺疗法中迎随补泻的。

综上所述，我们可以看到，营气是以血为基础的，是血在十四经脉中沿着一定方向运行而化成"气态"如"雾"样溉诸藏府组织，以维持十二藏府的升降机能，是针刺疗法"迎随补泻"的理论基础。

阴阳经脉各有气血多少

阴阳经脉各有气血多少的理论，是中医学经络学说的重要组成部分，是我国古代医学家长期医疗实践的经验总结。阴阳经脉各有气血多少以及与其有关的理论散见于《黄帝内经》《针灸甲乙经》等著作中（见下表）。

尽管这四书七篇中所载有关阴阳经脉各有气血多少的文字不同，但是，可以清楚地看出：①阴阳经脉所具有的气血不是等量的，而是各有多少的不同；②古人是非常重视阴阳经脉各有气血多少这个学说的。

古人之所以重视阴阳经脉各有气血多少的学说，是在于这个学说有着客观的物质基础，能够指导实践。在这四书七篇的各个不同的记述里，根据各古典医籍所载有关阴阳经脉的刺治情况和《素问》《灵枢》注家的意见，以及历代医家运用这个学说指导临床活动的治疗经验，当以《素问·血气形志篇》所载之文为是，其余各篇之文则因脱简错落而有误。

在《素问·血气形志篇》里记载了阴阳经脉各有气血多少

书别	篇别	经	别											
		太阳		少阳		阳明		少　阴		厥阴		太阴		
		血							气					
黄帝内经素问	血气形志	+	−	−	+	+	+	−	+	+	−	−	+	
灵枢经	五音五味	+	−	−	+	+	+	+	−	−	+	+	−	
	九针论	+	−	−	+	+	+	−	+	+	−	+	−	
甲乙经	十二经水	+	+	−	−	+	−	+	−			+	+	
	阴阳二十五人形性血气不同	+	−	−	+	+	+	+	−	−	+	+	−	
黄帝内经太素	任　脉	+	−	−	+	+	+	−	+	+	−	+	+	
	知形志所宜	+	−	−	+	+	+	−	+	+	−	+	+	

说明　1. 表中"+"号代表"多"字，"−"号代表"少"字。
　　　 2. 各经下面的第一项为"血"，第二项为"气"。

之后，紧接着即论述了阴阳经脉的表里关系，它说："足太阳与少阴为表里，少阳与厥阴为表里，阳明与太阴为表里，是为足之阴阳也；手太阳与少阴为表里，少阳与心主为表里，阳明与太阴为表里，是为手之阴阳也。"这说明十二经脉是一表一里，阴阳相配的六合。《素问·阴阳应象大论篇》说："阴阳者，血气之男女也。"血为阴，气为阳，在阴阳经脉的六合中，太阳常多血少气，少阳常少血多气，阳明常多气多血，少阴常少血多气，厥阴常多血少气，太阴常多气少血，正是阳有余则阴不足，阴有余则阳不足，阴阳相反，盈虚相对，惟阳明为水谷气血之海而气血皆多耳。

关于各个经脉气血多少的解释，杨上善说："手足少阴、太阳多血少气，以阴多阳少也；手足厥阴、少阳多气少血，以阳多阴少也；手足太阴，阳明多血气，以阴阳俱多谷气故也。此又授人血气多少之常数也。"高士宗说："太阳常多血少气者，阳至于太，阳气已极，阳极阴生，血，阴也，阴生，故常多血；气，阳也，阳极，故常少气。少阳常少血多气者，阳始于少，阳气方生，阴气未盛，故常少血；阳气方生莫可限量，故常多气。阳明常多气多血者，有少阳之多气，有太阳之多血，以征太少相合而成阳明也。……少阴阴未盛，故常少血；少阴为生气之原，故常多气。厥阴肝脉下合冲任，故常多血；厥阴为一阴而生微阳，故常少气。太阴为三阴，阴极则阳生，故常多气；阴极当衰，故常少血。"二人虽然所据经文不同，注释有异，但均以阴阳微盛为说则是一致的。是古人通过长期医疗实践的认识，对人体生理活动、病理变化以及治疗机制所作出的理论概括。

《灵枢·经水》说："……十二经之多血少气，与其少血多气，与其皆多血气，与其皆少血气，皆有大数，其治以针艾，各调其经气。"阴阳经脉各有气血多少的理论，是辨证施治的重要依据之一，病在不同的经脉，施以不同的治疗方法。因此，我们在治病过程中，认真考虑各经气血多少的特点以决定治法是非常有益的。《素问·血气形志篇》指出："刺阳明出血气，刺太阳出血恶气，刺少阳出气恶血，刺太阴出气恶血，刺少阴出气恶血，刺厥阴出血恶气。"《灵枢·经水》也指出："足阳明，五藏六府之海也，其脉大，血多气盛，热壮，刺此者，不深弗散，不留不写也，足阳明刺深六分，留十呼；足太阳深五分，留七呼；足少阳深四分，留五呼；足太阴深三分，留四呼；足少阴深二分，留三呼；足厥阴深一分，留二呼。手之阴阳，其受气之道近，其气之来疾，其刺深者皆无过二分，其留皆无过一呼。其少长大小肥瘦，以心撩之，命曰法天之常，灸之亦然。灸而过此者，得恶火则骨枯脉涩；刺而过此者，则脱气。"这虽讲的是针刺方法，但已充分说明在治疗上各个气血多少不同的经脉须用各个不同的治法，而一定的治法只适用于一定的气血的经脉，不能千篇一律。这个学说，在外科治疗上，也有非常重大的指导价值。历代外科医家都以自己的实际经验证实了这个学说的正确性，他们的经验都证明：疮痈生在少气经脉上的难以起发，生在少血经脉上的难以收敛，生在气血两充经脉上的易于起发易于收敛，因此，他们在外科治疗的原则上提出：疮痈生在多气经脉上的，治当用行气法；疮痈生在多血经脉上的，治当用破血法；疮痈生在少气经脉上的，治当用补托法；疮痈生在少血经脉上的，治当用滋养法；疮痈生在气血两多经脉上的，治疗初宜内消法，终则容易收功。他们认为，人之十二经脉有气血多少之分，多则易愈，少则难瘥，外科医生懂得这点，临证可以预知痈疽疮疡的始终难易、善恶吉凶，而用药的消、补之法始可得当，不致有犯禁颓败坏逆之失。《外科理例·痈疽当分经络二十六》中说："一人年三十，左腿外廉红肿，一人年四十，肋下红肿，二人皆不预防本经少阳血少，孟浪用大黄攻里而死；一人年六十，左膊外侧一核，一女髀骨中痛，二人皆不预防本经血少，孟浪用五香十宣散表而死。"由此可以看出，阴阳经脉各有气血多少的这个学说指导临床的重要性了。

中医学辨证论治体系

我们的祖先通过数千年的生活实践和辛勤劳动，创造了伟大的中医学。这个医学，具有浓郁的东方特色，含有精深博大的辩证法科学。这份非常宝贵的文化遗产至今仍有强大的生命活力，我们必须予以继承、整理，并使之发扬光大。

我们的祖先为了生存，为了保持健康，在开始掌握劳动技能，有目的地进行生产活动之时，便伴随产生了原始的医疗活动。在长期的临床实践和医疗活动中，他们对医学现象或医学对象进行了缜密细致的观察；通过亿万次医疗经验的积累，发现了病人的每一临床现象都不是孤立存在的，而是与其他各种临床现象有密切的联系，并且每一临床现象又都有着这种或那种的不同性质，其解除的方法也并不一样。因此，他们认识到：人体各种疾病，都是由不同致病因素在侵害着人体的不同部位；在疾病发生和发展的各个阶段，人体发生着各种不同的病理变化。因此，必须针对具体问题进行具体分析，即根据不同疾病发展的不同过程分别给予不同的处理方法。他们将这种认识深化以后，在当时的哲学思想指导下，经过精炼提升，逐步把各种疾病发生发展的普遍规律抽象和概括了出来，创造性地确立了我国所特有的阴阳五行、藏府经络、营卫气血以及六淫七情等一整套医学基本理论，从而为中医临床“辨证施治”奠定了牢固的基础。

什么是辨证施治呢？就是在中医学基本理论的指导下，根据病人的临床表现辨别其病症的性质（病机），并依据辨别出来的病机确立治疗方法。这既是中医学的特点，也是其精髓，是其灵魂。中医学认为，人体发病，都有一定的内在因素和外在因素；而发病后人体所表现出来的所有临床现象都不是孤立的，而是与其他临床表现有着密切的内在联系，每一临床症象都不是彼此隔绝、互不关联的，而是互相联结贯穿。各种临床症状的出现，也不是杂乱无章的，而是一个有其发生、发展内在规律的统一体。因此，临床上的“施治”，必须“辨证”，而“辨证”则又必须在中医学的基本理论指导下进行。这就是中医学所讲的整体观念，里面含有非常宝贵的辩证法思想。

根据辩证唯物论的认识论，人们对于客观事物的认识，总是由低级到高级，由感性认识上升到理性认识。感性认识只是人们对事物表面现象的认识，并不能直接揭示和引导人们把握事物的本质，了解事物内部的运动规律。只有人们运用正确的思维方法，通过对事物各方面反映的现象加以分析归纳和综合研究之后，使感性认识上升到理性认识，才能认识事物的本质，真正掌握客观事物运动及其变化的规律。中医学在临床活动中，运用望、闻、问、切“四诊”方法，全面搜集和掌握有关疾病的各种情况，然后以中医学基本理论为指导，对占有资料进行细致的研究分析，找出疾病的本质，并据以确立其治疗疾病的方针。例如，在临床医疗活动中，当收集到头痛、项强、发热、恶风、汗出、脉浮缓等证象时，并不能理解它是一个什么病证，也不了解它的发生原因，只有当我们把它用中医学的理论认真思考一番，并加以整理、研究之后，我们对它具有了理性认识，才会懂得这是"中风病"，是风邪中于人体太阳经，使太阳经所总统的营卫二气不相和谐的"表虚证"，才能判别它和伤寒病的头痛、项强、发热、恶寒、无汗而喘、脉浮紧的所谓"表实证"的麻黄汤方的证治不同。

　　唯物辩证法告诉我们，矛盾普遍存在于事物发展的一切过程中，又贯穿于一切过程的始终，善于抓住主要矛盾，是解决问题的关键。中医学的辨证施治，就是将一切有关的临床资料进行分析研究，并找出和解决疾病主要矛盾的过程。《伤寒论·辨太阳病脉证并治》第177条云："伤寒，脉结代，心动悸，炙甘草汤主之。"在临床上，疾病所表现出来的证象除了脉结代、心动悸外，可能还会伴有头昏、目眩、失眠、多梦以及面色㿠白、肢体无力等证象，但只有心藏真气虚的脉结代、心动悸是主证，是其主要矛盾，所以用炙甘草汤的方法补中焦之汁以资益真气而解除其主要矛盾，其他相关证象的次要矛盾也就迎刃而解了。

　　表证可以入里，里证可以出表。疾病在发展过程中，总是按照其病变规律在不断地发展或传变。而疾病在其传变或转化时，往往会出现"质"的飞跃，具有了不同质的改变。因此，在临床工作中，就要随时根据疾病发展或变化了的新情况，采取相应的新的治疗方法。《伤寒论·辨太阳病脉证并治》第51条云："脉浮者，病在表，可发汗，宜麻黄汤。"（按《伤寒论》的一般读法，本条当寓有头疼、体痛、发热、恶寒、无汗、脉紧等等证象在内） 同篇第 92 条云："病发热头痛，脉反沉，若不差，身体疼痛，当救其里，宜四逆汤。"前者"脉浮"是伤寒病的太阳表证，用麻黄汤发表泄卫以散寒；后者"脉反沉"，是其病已伏少阴之机，是伤寒病的太阳表证正向少阴里证转化，用四逆汤温里助阳以驱寒。

正虚容易受邪，邪伤必定虚正。一个人患病，即是有邪气的存在，同时也有正气的虚弱。在临床治疗中，必须依据疾病的症状表现进行分析，找出疾病的主要矛盾方面，即辨别出其病是偏于邪气之盛，抑或偏于正气之衰，从而确定攻邪抑或补正的治疗方法。《伤寒论·辨霍乱病脉证并治》第 386 条云："霍乱，头痛，发热，身疼痛，热多欲饮水者，五苓散主之；寒多不用水者，理中丸主之。"二者都是湿邪混乱于中焦，中焦之气挥霍缭乱所使然。但前者"欲饮水"，标志着其病主要的矛盾方面在外邪偏盛，用五苓散宣阳化气、驱除外邪；后者"不用水"，标志着其病主要的矛盾方面在正（阳）气偏虚，用理中丸温阳助正、调理中气。——攻邪即所以匡正，补正即所以驱邪，邪去则正自复，正复则邪自去，攻也，补也，一而二，二而一也。

《伤寒论·辨太阳病脉证并治》第 152 条云："太阳中风，下利呕逆，表解者，乃可攻之。其人漐漐汗出，发作有时，头痛，心下痞鞭满，引胁下痛，干呕，短气，汗出不恶寒者，此表解里未和也，十枣汤主之。"这表明十枣汤方的主治证，是太阳中风、下利呕逆、漐漐汗出、头痛、心下痞鞭满、引胁下痛、干呕、短气等证，但《金匮要略·水气病脉证并治》第 11 条所载"夫水病人目下有卧蚕，面目鲜泽，脉伏，其人消渴，病水腹大，小便不利，其脉沉绝者，有水，可下之"之证，同样适用于用十枣汤方治疗。因为二者总的发病机制都是水邪蓄积体内，三焦受到阻隔，所以都可以用十枣汤方峻攻蓄水为其主治，尽管二者的病证表现不同。

在《金匮要略》一书中，《血痹虚劳病脉证并治》第15条云："虚劳腰痛，少腹拘急，小便不利者，八味肾气丸主之。"《消渴小便利淋病脉证并治》第4条说："男子消渴，小便反多，以饮一斗，小便一斗，肾气丸主之。"二者虽属两种不同的疾病，且小便症状一是"不利"，一是"反多"，但它们的本质却是一个，在发病原因上都是房劳伤肾，在病理机制上都是肾气虚弱，所以都可以用肾气丸方滋阴补阳以蒸化肾气。应该知道，病人的临床症状，只是疾病的现象，而非疾病的本质；一个临床医学工作者，在医疗活动中，只认识到疾病的外在现象，而不深入探究并抓住疾病的本质，是不能真正认识疾病和战胜疾病的。

我们知道，每一疾病在其发展过程的每一阶段，都有各自的一定特点；而许多疾病在其发展的过程中，时常又具有同一的病理机制。因此，在临床工作中，对于一个疾病发展的全部过程不能限于采用单一方法治疗，而对于许多疾病发展至病理机制上同一的某一过程又都可以采用同一的治疗方法。换言之，一个治疗方法，不适用于一个疾病发展的全部过程，如麻黄汤方只适用于伤寒病太阳表证，不适用于伤寒病的少阴里证；而一个治疗方法，却又可以适用于许多疾病发展至同一病理机制时的某一过程，如真武汤方既适用于伤寒病中的肾阳虚弱不能制水，又适用于水气病中的肾阳虚弱不能制水。这就是中医学"同病异治""异病同治"的客观基础。

众所周知，疾病的发展和变化，是不以人们的意志为转移的，而是按照自己的发展规律而变化。因此，我们绝不应该也绝不可能以一种方法套定一个病、一病固定一方地去解决实际问题。中医学的基本理论，就是对各种疾病的普遍规律的总结。掌握了它，就能很好地在临床上辨证施治，就能在辨证施治中正确地认识疾病，从而战胜疾病。

理论是重要的，因为它能够指导行动。没有一定的医学理论，就不可能很好地进行正确的医疗活动。例如：在临床上，当病人出现腰以下肿、身重、心悸、小便不利而尿色清白、手足不温、六脉沉迟、舌苔薄白而润等证象时，不以中医学理论为指导，对中医工作者来说，就无法认识这个病证的性质，更无法确定正确的治疗方法。因为在病人身上反映出来的各种证象，不可能与书本上的记载完全相似，只照搬条文是不能解决问题的。然而，只要我们对这个病证运用中医学的理论知识，就完全可以了解这个病证是肾阳虚弱，不能约制寒水而水邪泛滥的水气病，并用真武汤方温阳行水来治疗。

依据辩证唯物论观点，实践是理论的泉源，又是检验理论正确与否的唯一标准。中医学的理论，是长期医疗实践经验的积累，又经受过无数次医疗实践的严格检验，并在这个严格检验的过程中得到巩固和发展。因而它有着科学的内涵，它在临床实践中具有高度的指导价值。我们有了它，在医疗活动中就能心中有数、方略有术，而且可以左右逢源；我们偏离或对其不甚了了，在临床上就会陷入困惑和茫然不知所措之中。

世界上一切事物都不是静止的，而是"变动不居"的，人体的疾病亦然。任何疾病都是不断变化、不断发展的，而任何疾病在其变化发展过程中的每一阶段又都有自己的本质特征和实际内容，因此，治疗疾病必须是"病万变药亦万变"，才能符合疾病发展的实际，才能适应治疗的需要。守株待兔、刻舟求剑的思维方法是非常错误的。现在有些人主张"辨病施治"，要以西医学的疾病套上中医的一个或几个处方，企图以西医的"辨病"来代替中医学的"辨证"，从而否定中医学理论。说什么"辨病施治，把中医学的辨证施治提高到一个新的水平"，说什么"辨证施治到辨病施治，是我国医学发展的必然规律"。这是一种非常荒谬的错误论调，是余云岫"废医存药"的翻版，是民族虚无主义在当前形势下的新表现。它只能给人民的健康事业带来危害，给中医学发展设置障碍，除此之外，别无其他。在日本出现用小柴胡汤治病，竟死了几个人，就是不辨证施治的结果，这是一个严重的教训。

话再补充说一点，我们今后除在挖掘、整理和实践中创造、发展，以丰富中医学理论，更好地指导临床工作外，还要在临床工作中，利用现代科学技术的一切检查手段，来延伸我们的感觉器官，拓展望、闻、问、切"四诊"，以观察人体深层次的病理变化，从而在中医学理论体系指导下，进行创造性地劳动，通过反复的临床实践，认真地研究分析，寻找出新的证治规律，把它纳入辨证施治中去，以充实和发展中医学辨证施治体系。切切不可被别人已有的结论牵着鼻子走，如果丢掉了中医学的特色和优势，丢掉了中医学的灵魂，那将是一场灾难。

补法和泻法的辩证关系

在中医学里，古人认为：物得一气之偏，人得天地之全，药物治病，就是利用"物之偏"，以"矫正人体"因某种原因所造成的疾病的"一气之偏"。古人在长期医疗实践活动中，创造了各种不同的治疗方法，运用各种不同性质的药物，以治疗各种不同原因的疾病。这些方法总起来讲，不外乎"补"和"泻"两大方法。

一、什么是"补""泻"

"补"和"泻"，是中医学治疗方法的两个方面。这两个方面是相反的，是互相对立的。它们各自的具体含义是：补法，是对正气而言，有增益、扶植、匡助的意义，是运用补养药物或一定针刺手法，以增强和补益人体气血阴阳，从而达到恢复正气、战胜疾病的目的，用于治疗虚证。泻法，是对邪气而言，有倾泻、消除、削损的意义，是运用攻邪药物或一定针刺手法以排除邪气，从而达到驱逐病邪、维持正气的目的，用于治疗实证。所以《灵枢·终始》说："补则实、写（同'泻'，下同）则虚。"《灵枢·背腧》说："气盛则写之，虚则补之。"

所谓"正气"，《灵枢·九宫八风》说："风从其所居之乡来为实风，主生长、养万物。"《诸病源候论·风病诸候下·风邪候》说："人以身内血气为正。"说明正气是促进人体生长发育，维护人体生命活动的东西。所谓"邪气"，王冰注《素问·藏气法时论篇》说："邪者，不正之目。风寒暑湿，饥饱劳逸，皆是邪气，非唯鬼毒疫疠也。"说明一切不正之气都是邪气，诸如"六淫"的"风""寒""湿""热""燥""火"，"七情"的"喜""怒""忧""思""悲""恐""惊"，以及"饥""饱""劳""逸""瘀血""滞气""戾气疫毒"等有害于人体的东西，均是邪气。然而，什么是"虚""实"呢？《素问·通评虚实论篇》说："邪气盛则实，精气夺则虚。"《灵枢·刺节真邪》说："虚者不足，实者有余。"阐明了这个问题。

根据中医学发病学的观点，任何疾病的过程，都是正邪斗争的过程，没有正、邪的任何一方，都不可能构成人体的疾病。因此，治疗疾病就是扶植正气，消除邪气，恢复人体的健康。为了达到这一目的，在医疗实践活动中，必须了解和根据正邪虚实的不同情况，采用或"补"或"泻"的不同方法。

二、补泻法的运用

人体的疾病，是一个正邪斗争的过程，在这个过程中，其正邪矛盾有一个方面是主要的，另一方面是次要的，换句话说，在任何疾病发展的任何过程中，疾病的性质不是偏重于正气虚，就是偏重于邪气实。治疗时，偏重于正虚的就用补法扶正以驱邪，即寓泻法于补法之中，偏重于邪实的就用泻法攻邪以安正，即寓补法于泻法之中。由于疾病的性质不同，采取的治疗方法虽然也有不同，但达到治愈疾病，恢复健康这一结果则是相同的。清代陈念祖在《伤寒论·论阴病篇》注中说："邪去则正自复，正复则邪自去，攻也，补也，一而二，二而一也。"

三、补泻法的相互关系

中医学中治疗方法的补泻两个方面，虽然是互相对立的，但并不是绝对分离互不相关，而有着一定的联系，互相依赖着、联结着，即泻中有补，补中有泻。张仲景治"心气不足，吐血衄血"，用"泻心汤"泻火止血以益心气之不足(《金匮要略·惊悸吐衄下血胸满瘀血病脉证治》)，是"泻中有补"；治"妇人年五十所，病下利，数十日不止，暮即发热，少腹里急，腹满，手掌烦热，唇口干燥……此病属带下……曾经半产，瘀血在少腹不去"，用温经汤温经补虚以行少腹之瘀血，是"补中有泻"。所以《神农本草经》对蒲黄"治心腹膀胱寒热，利小便，止血，消瘀血"的作用，不说是泻病邪，而说是"益气力"；对人参"补五藏，安精神，定魂魄，止惊悸"的作用，不说是补虚羸而说是"除邪气"《金匮要略》用攻血破瘀的大黄䗪虫丸治疗"五劳虚极羸瘦，腹满不欲饮食……内有干血，肌肤甲错，两目黯黑"的瘀血病症，不说是泻而说是"缓中补虚"；用"益气生津"的麦门冬汤方治疗"大气上逆，咽喉不利"的肺痿病证，不说是补而说是"止逆下气"，都是有深刻道理的。《寓意草·袁聚东痞块危证治验》载喻昌用"理中汤少加附子"以散袁聚东之"痞块拒按"（以补为泻），《名医类案·痰》载陈医用"导痰汤加入硝、黄"以愈己身之"暮热形瘦"（以泻为补），都说明了补泻二法的内在联系。

在中医学里，治疗方法中补泻双方的作用，在一定的条件下，可以向自己的对立方面转化。补法，本来是补益正气的，但在某种情况下用之不当就会助长邪气损伤正气；泻法，本来是消除邪气的，但在某种情况下用之不当就会耗伤正气而带来不良后果。它们对于人体正气的损益都是相对的，不是绝对的，所以中医学特别强调：在治疗中，只能"补不足，损有余"（《金匮要略·藏府经络先后病脉证第一》），而不能"实实虚虚，损不足而益有余"（《难经·八十一难》）。并且指出：治疗疾病要做到"大毒治病，十去其六，常毒治病，十去其七，小毒治病，十去其八，无毒治病，十去其九，谷肉果菜，食尽养之，无使过去，伤其正也。"（《素问·五常政大论篇》）治疗疾病必须按照"毒药攻邪，五谷为养"（《素问·藏气法时论篇》）的原则进行。

中医学在长期的医疗实践活动中，通过长期观察和反复实践，还认定一切药物（包括食物，下同）的性质，不仅在一定条件下，在补正、助邪或驱邪、耗正的作用方面可以相互转化，而且在一定条件下，在补、泻方面也会相互转化，即某些药物对这一藏器是补，对另一藏器则是泻；某些药物对这一藏器是泻，对另一藏器则是补，所以《素问·藏气法时论篇》说"肝欲散，急食辛以散之，用辛补之，酸写之"；"心欲软，急食咸以软之，用咸补之，甘写之"；"脾欲缓，急食甘以缓之，用苦写之，甘补之"；"肺欲收，急食酸以收之，用酸补之，辛泻之"；"肾欲坚，急食苦以坚之，用苦补之，咸写之"。这说明酸味对肺是补，对肝则是泻；苦味对肾是补，对脾则是泻；甘味对脾是补，对心则是泻；辛味对肝是补，对肺则是泻；咸味对心是补，对肾则是泻。同肘，五味对本藏——即酸对肝、苦对心，甘对脾、辛对肺、咸对肾的补泻，在一定的条件下也是可以发生转化的，如上面说"肝欲散，急食辛以散之，用辛补之，酸写之"，而《金匮要略·藏府经络先后病脉证第一》则说"夫肝之病，补用酸"，就是一例。从这里可以看出，如孤立地把一切药物绝对地分为补药和泻药，并从而推论出所谓补药只有益于人体，而对所谓泻药畏如蛇蝎，是不正确的，是一种形而上学的非科学观点。

四、怎样认识和对待补药

补药，在中医学里对人体正气有补益和扶助的作用，用于治疗各种虚怠羸极的病证，可以收到治疗疾病、恢复正气、保障健康的效果。但是，任何一种补药都不是包治百病的万能药。它们对人体正气的匡辅是有条件的，没有一定的条件，都不能有益于人体，甚至在一定条件下会转化为对人体有害的东西。葛稚川说：："五味入口，不欲偏多，故酸多伤脾，苦多伤肺，辛多伤肝，咸多则伤心，甘多则伤肾，此五行自然之理也。凡言伤者，亦不便觉也，谓久则损寿耳。"（《抱朴子·内篇·极言》）　张仲景说："人体平和，惟须好将养，勿妄服药，药势偏有所助，令人藏气不平，易受外患。"（见《备急千金要方·食治·序论第一》引）　孙思邈更叙述他自己亲身遭遇说："余生平数病痈疽，得效者，皆即记之，考其病源，多是药气所作。"（《备急千金要方·痈疽》） 由此可见，用药贵在得当。所以《素问·至真要大论篇》说："夫五味入胃，各归所喜，故酸先入肝，苦先入心，甘先入脾，辛先入肺，咸先入肾。久而增气，物化之常也，气增而久，夭之由也。"

　　在我国古代，曾经有人千方百计地寻觅过"长生不死"的"仙药"，但是，客观事物发展的结果，却与他们的主观愿望完全相反，他们的寿命不是延长了而是缩短了。历史上有无数的事例证明，不当服用补药而服用补药，常使扶助正气的补药变为戕伐正气而危害健康的毒药。由此可见，我们必须正确使用补药。

论我国文字学知识之意义

文字，是人类社会实践之产物，是表达思想、传递信息、记录史事之工具，是一种无声之语言。

在太古时期，我国先民是结绳记事。随着社会实践之发展，我国先民依据其所观察之自然现象和社会现象，开始发明了象形图画，进而创造了形、声、义兼备之我国古代文字。因而，我国古代文字之出现，是我国古代社会发展之需要。它反映了客观事物之实际，记录和传递了人们社会实践之经验和对事物之认识，促进了古代社会生产之发展。

在我国社会不断发展之历史长河中，我国文字之形制也经历了从甲骨文、金石文、篆文、隶书、草书以至楷书之多次演变，字之声读，也产生了古今之异；字之义训，则有本义、引申义和假借义，所谓"一字多义"者也。

我国文字结构缜密奇巧，声义规范严格。根据许慎《说文解字·叙》，我国文字学知识之基本规律有六：一指事，"上""下"是也；二象形，"日""月"是也；三形声，"江""河"是也；四会意，"武""信"是也；五转注，"考""老"是也；六假借，"令""长"是也。这就和世界其他国家民族之文字具有了质的区别，独有优异性，体现了东方伟大中华民族文字文化之特色。

我国"出则汗牛马，入则充栋宇"之丰富古代文献，是研究我国古代政治、经济、历史、文化、科学技术和语言文字等之宝贵资料，是先民们给我们留下之珍贵遗产，我们必须以唯物辩证法的立场、观点和方法，认真加以研究，准确地而不是曲解地，完全地而不是片面地吸取其精华，以提高民族自信心，推进我们今天之事业。

古代文献所包含之任何方面内容，都是由文字记载而存在，因而研究其任何内容，都应懂得我国文字学之基本规律，运用文字训诂知识去进行，才能具有成功之基本可能性。否则，就会难以想象，或者说是根本不可能。在古代文献中研究中医药学内容，当然也不例外。

例如"天"之一字，甲骨文作"𡗜"，为人之正面形，而"身"之一字，篆文则作"𦞟"，为人之侧身形。二者虽一为"正面人形"，一为"侧身人形"，然皆为"人身之形"，故"天"字之义可训为"身"。《吕氏春秋·孟春纪·本生》说："以全其天也。"高诱注："天，身也。"《淮南子·原道训》说："故圣人不以人滑天。"许慎注："天，身者（也）。"是"天"可训为人身之"身"，亦即"人之全身"之"身"之义也。

《灵枢·阴阳系日月》说："腰以上为天，腰以下为地。"是"天"字义，为人之"身半以上"，即俗所谓人之"上半身"也。

《说文·一部》说:"天,颠也,至高无上,从一大。"其"天"训"颠",而"颠"即"头"也。是"天"训为"头"。《灵枢·邪客》说:"天圆地方,人头圆足方以应之。"《素问·阴阳应象大论篇》说:"惟贤人上配天以养头,下配地以养足。"皆证"天"有"头"字之义也。惟其谓"天"字"从一大",似未确。据高氏研究,当言"从大,一声"。一,即"丁"字。《说文·页部》"颠""顶"二字互训,亦可为高说之一证也。

《周易·睽·六三》说:"其人天且劓。"虞翻注:"黥额为天。"则"天"又具有"额"字之义矣。"

据上所述,"天"作为人体部位名词,训"身",训"身之上半",训"头",训"额"。此我国文字一词多义之一例。

再如"心"字,《说文·心部》说:"心,人心,土藏,在身之中,象形,博士说'以为火藏'。凡心之属皆从心。"心居于膈上胸中,有系上连于肺,主全身血脉,藏神,为五神藏之一。

心,读"息林切",与"囟"字声近,故可假借为"囟",而"囟"为"脑盖",且为"脑"字构成部分,是故"心"之为字亦有"脑"义也。

《金匮要略·疟病脉证并治》中"鳖甲煎丸"方后说:"空心服七丸。"同书《血痹虚劳病脉证并治》中"薯蓣丸"方后说:"空腹酒服一丸。"前者曰"空心服",后者曰"空腹酒服",是"心"与"腹"同义,皆指"胃"也。是"心"又有"胃"义。且俗有所谓"五心不定"之语,则是五藏皆可称为"心",而"心"又具有五藏之义矣。此一词多义之又一例。

又如"脑",字本作"匘"。《说文·匕部》说:"匘,头髓也，从匕，巛象髪，囟象脑形。”匕，即“比”字，表明大脑两半球比着存在于人体头骨腔中而为头骨之髓，其上有髪相护，“囟”为“脑盖”。又为“脑”字构成之部，故其每用作“脑”。《说文·心部》说：“思，虑也，从心，囟声。”就是人之心气入脑发挥神用而产生思想。然心主神用，其义通“脑”，而“头之髓”为“脑”。古有“头为心神所居”之论，则“头”即指“脑”矣。

人之“头髓”称“脑”，亦可称“囟”，称“头”，称“心”。此我国文字多词一义之一例也。其实，“头髓”一物，还有“髓海”“明堂”“泥丸宫”“上丹田”等等之称。

脑为元神之居，元神乃混元一体的“先天之神”，与生俱来，以此为根基，人在后天环境中乃产生“识神”，为“后天之神”。浅人不识我国文字“脑”和“思”字之义以及文字运用之妙，妄谓古人不知“脑之思维意识”功能，岂非数典忘祖耶！

他如“额”字，通作“额”，义为头之前额部，然此“额”部，亦称“题”，称“頟”，称“天”，称“颜”，称“角”，称“颠”等等。此我国文字多词一义之又一例。

我国古代童子七岁读小学，必先修习我国文字学知识，以进入文字宝库之堂奥，作为尔后入太学修习礼义，增长才干和立世创业之基础，且修习文字学知识之本身，亦可以启发心智，添加聪慧，此已为外国学者所认识。

"穴位"在人身中的重要意义

　　孔穴，在《黄帝内经》一书里称谓较多，曰"气穴"，曰"气府"，曰"俞会"，曰"穴会"，曰"溪谷"，曰"骨空"，或单曰"穴"，曰"节"，曰"会"也，今则通谓之"穴位"。

　　根据我国传统中医药学，孔穴是人体组织结构的重要组成部分。它分布于人体周身的上下左右前后各个部位。《黄帝内经》中对各穴位的具体位置、从属、作用和禁忌都进行了确切的阐述，又在"人与天地相参"的思想指导下，据周天三百六十五度，总谓其数为三百六十五穴，以应一岁之三百六十五日。《素问·气穴论篇》中所谓"孙络三百六十五穴会，亦以应一岁"是也。

　　人身穴位的分布，有疏有密，各个部位不完全一样，然基本都存在于人身循经脉分布而与络脉相交处的肉分之中，规定着营卫气血的规律性循环运行，以保证人体藏府经络、五官九窍、四肢百骸的正常功能活动。

　　《灵枢·五味》说："谷始入于胃，其精微者，先出于胃之两焦，别出两行营卫之道。"（此句上原有"以溉五藏"四字，当为此句下文，被误置于句上，今略）。《灵枢·营卫生会》说："营在脉中，卫在脉外。"这就表明了胃中水谷化生的精微物质出于中、上两焦，通过中焦、上焦的不同部位及其不同功能和作用，使其化成为"营""卫"二气，按一定方向，沿一定路线，分循经脉内外，经历手太阴肺经、手阳明大肠经、足阳明胃经、足太阴脾经等十四经脉、三百六十五穴位运行不休。

营中以血为物质基础，运行于十四经脉之内；卫以气为物质基础，运行于十四经脉之外的肉分之间。其三百六十五穴，则是营卫气血循环流行过程中的会聚之处，并使营卫气血在此得以交会，以保持营卫气血的相互贯通。你中有我，我中有你，所谓"阴中有阳，阳中有阴"，"阴阳和得"者也。同时，三百六十五穴，也是络脉血气渗灌，且与经脉相互联结交会和流通之处。因而，人身三百六十五穴的气血滋养就得到了充分的保证。《素问·八正神明论篇》说："血气者，人之神。"人身三百六十五穴，在营卫不断流行和交会过程中得到了气血滋养，保证了功能的正常，产生了穴位的生命现象，体现着"神"的活动。故《灵枢·九针十二原》说："所言节者，神气之所游行出入也，非皮肉筋骨也。"人身穴位正是由于这种"神"的活动存在，而具有了一种不可忽视的特殊作用，既促进营卫气血的正常运行，濡养人体各部组织；又和人体五官玄府一起，使人体内部和外在环境气息相通，构成人体与环境的统一。当然，如果没有藏府经络对穴位的支配，没有营卫气血流注对穴位的滋养，穴位的这些作用都不可能发挥。

《灵枢·岁露论》说："人与天地相参也，与日月相应也。"人身与自然环境是一个统一的整体，人生活在大自然中，天地日月的运行，四时寒暑的变化，都影响着人体营卫气血的环流灌注，使分肉腠理的缓急开闭发生一定的变化。而人体内则由于神的活动及其调节功能，使营卫气血、肌肉腠理在变化中充分发挥其适应能力，以适应自然的变化，从而保持人体和自然的平衡协调关系。故《素问·八正神明论篇》说："是故天温日明，则人血淖液（潮汐），而卫气浮，故血易泻，气易行；天寒日阴，则人血凝泣，而卫气沉。月始生，则血气始精，卫气始行；月郭满，则血气实，肌肉坚；月郭空，则肌肉减，经络虚，卫气去，形独居。"《灵枢·岁露论》说："故月满则海水西盛，人血气积，肌肉充，皮肤致，毛发坚，腠理郄，烟垢著……至其月郭空，则海水东盛，人血气虚，其卫气去，形独居，肌肉减，皮肤纵，腠理开，毛发残，膲理薄，烟垢落……"这就充分说明了人体"与天地同纪"的这一客观规律。

在人体内部，由于心神的主导作用，使藏府经络将气血津液输布到全身，以濡养各部组织，保证各部组织功能的正常活动。但气血津液对各部组织的分布濡养，并不是等量的，平均的，而是根据各部组织功能活动的特点，布以适当量的气血津液。《素问·逆调论篇》说："肾者，水藏，主津液。"《素问·宣明五气篇》说："五藏化液，心为汗，肺为涕，肝为泪，脾为涎，肾为唾。"《素问·血气形志篇》说："太阳常多血少气，少阳常少血多气，阳明常多气多血，少阴常少血多气，厥阴常多血少气，太阴常多气少血。"正说明了这一点。而且，人体气血津液向各部组织的输布形式，不是日夜如一，始终不变，无多无少，而是如海水潮汐一样，呈规律性地时多时少、有盛有衰地正常变化着。正如《素问·五藏生成篇》所说："诸脉者皆属于目，诸髓者皆属于脑，诸筋者皆属于节，诸血者皆属于心，诸气者皆属于肺，此四支八溪之朝夕（潮汐）矣。"王冰注："如是，则气血筋脉互有盛衰，故为朝夕（潮汐）矣。"

随着自然界日夜的时间迁徙，人身环周流注的营卫气血也使各经脉互有盛衰，具体则表现在平旦寅时（3~5时），气血旺盛于肺手太阴经脉及其孔穴；卯时（5~7时），气血旺盛于大肠手阳明经脉及其孔穴；辰时（7~9时），气血旺盛于胃足阳明经脉及其孔穴；巳时（9~11时），气血旺盛于脾足太阴经脉及其孔穴；午时（11~13时），气血旺盛于心手少阴经脉及其孔穴；未时（13~15时），气血旺盛于小肠手太阳经脉及其孔穴；申时（15~17时），气血旺盛于膀胱足太阳经脉及其孔穴；酉时（17~19时），气血旺盛于肾足少阴经脉及其孔穴；戌时（19~21时），气血旺盛于心包手厥阴经脉及其孔穴；亥时（21~23时），气血旺盛于三焦手少阳经脉及其孔穴；子时（23~1时），气血旺盛于胆足少阳经脉及其孔穴；丑时（1~3时），气血旺盛于肝足厥阴经脉及其孔穴。一日一夜尽，次日平旦寅时（3~5时），气血再旺盛于肺手太阴经脉及其孔穴。

人身三百六十五穴，接受着经脉营卫气血的流注和络脉气血津液的渗灌，起着促进营卫气血津液会聚、流行和神气出入的作用，维护着卫气与营血之间、经脉与络脉之间、人体与自然环境之间的交会和贯通。

人身的各个穴位，虽然由于其分布的部位不同，连属的藏府经脉不同，获得的营卫气血津液濡养多少不同，因而所具有的功能和作用不同，但其均为营卫气血津液的会聚、流行和神气的出入而发挥的"窍通"则一。

唯物辩证法认为，矛盾是普遍存在的。无论是在自然界，或是在人类社会中，都是如此。在医学领域里，也是充满着矛盾，矛盾也是普遍存在的。例如，人的"生"与"死"，是一对"矛盾"；人体的"健康"与"疾病"，是一对"矛盾"；人体发病中的"正气"和"邪气"，也是一对"矛盾"。矛盾的双方，总是处在一个统一体中，互相联结着、依存着、斗争着。

《素问·评热病论篇》说："邪之所凑，其气必虚。"根据中医药学的传统观点，外邪伤人，总是在人体某一部位的正气不足时而乘虚侵入，并随人体血脉流行而流布于全身以产生出全身性病证，《灵枢·邪气藏府病形》所谓"中于面则下阳明，中于项则下太阳，中于颊则下少阳……"者是也，非谓人身整体皆虚而八尺之躯的整个皮腠遍被邪气所侵。否则，岂不每一处方得用"人参"等药以补正？果如此，何乃有"麻黄汤""承气汤"之方为？必不其然。

人身的正虚之处，就是受邪之处，而邪气所中之处，正是正虚之处。正、邪双方总是既互相联系，又互相斗争。故在人身中凡是营卫气血流行、会聚、出入的通路和门户，也是邪气侵入、流传、舍止、外出的道路和门户。这一点，在《黄帝内经》中作了充分的论述。如《灵枢·小针解》在阐释《灵枢·九针十二原》"神乎，神客在门"之文时说："神客者，正邪共会也。神者，正气也；客者，邪气也；在门者，邪循正气之所出入也。"《素问·气穴论篇》也说："孙络三百六十五穴会，亦以应一岁，以溢（游）奇邪，以通荣（营）卫。""肉之大会为谷，肉之小会为溪，肉分之间，溪谷之会，以行荣（营）卫以会（舍）大气。"说明人身三百六十五穴位，就是正邪共会和邪循正气而出入的门户，所谓"神客在门"也。这就告诉我们，外邪伤人，多从孔穴以侵入。从而也表明了三百六十五穴位，在人体保健方面的重要作用。

人身三百六十五穴位，既是营卫气血流注、会聚和神气出入之处，又是外邪出入、舍止和阻遏气血流通、神气游行之处，这就必然要成为治疗疾病中用针刺法（还有艾灸、按摩等）以疏通经络、流畅气血、驱邪外出的重要场所，故《素问·五藏生成篇》说："人有大谷十二分，小溪三百五十四（三）名，少十二俞，此皆卫气之所留止，邪气之所客也，针石缘而去之。"然由于邪气的性质不同，侵害的部位不同，因而所产生的疾病不同和疾病发展的过程不同，以及各个病人的体质不同，治疗时必须具体问题具体分析，根据具体病情，参以大自然的日月运行和四时变化，选择适当穴位，施以适当治疗方法及其适当手法，做到辨证施治，以便较有效地消除疾病，达到恢复人体健康的目的。

从文化的角度论中医药学的发展方向

　　任何一个民族，如果没有自己的民族文化，是不能立于世界民族之林的。

　　世界各个民族，由于各自所处的环境与条件不同，所创造的民族文化有早有晚而且各不相同。中华民族，自炎、黄二帝开创民族文化之源，成为民族的文化始祖，至今已相继绵延了约五千年。其他诸文明民族所创的古文化都已中断，未能延续，如曾经辉煌一时的古埃及文化，于两千年前趋于黯淡；印度河流域的哈拉巴文化被来自中亚的亚利安人扫灭；创建过太阳金字塔的玛雅文化，也衰败于中美洲丛林；光焰万丈的希腊文化，则被罗马所取代；罗马文化又因日耳曼蛮族入侵，而毁灭殆尽……唯有东亚大陆崛起的一支文化，也即中国文化，却于坎坷跌宕中延绵生发，始终未曾中绝，成为世界史上"连续性文化"的典范，与那些时有中断的"突破性文化"（如苏美尔文化通过巴比伦、希腊、罗马跳跃式地演化为现代西方文化）迥然有别。

中华民族的传统文化，能从上古一直传承到现在，上下延续五千年，这绝不是偶然的。它表明了中华文化的强大生命力。中华文化博大精深，优美厚重，内涵丰富，以汉字和图书为载体的中华民族文化典籍，虽在历史上经历多次毁坏散佚，但至今流传于世的至少还有20万种以上，承载和凝结着几千年来中华民族的智慧和语言的精华，其中《周易》《老子》《孙子兵法》和《黄帝内经》等，简直是世界奇书。汉字的"象形""会意""形声""指事"的构字文化，开发大脑，挖掘潜能，促进民族智慧的发展，它孕育出了孔子、孟子、老子、墨子、屈原，司马迁、张迁、祖冲之、张仲景、李时珍、岳飞、文天祥，李四光等伟大的思想家、教育家、文学家、史学家、科学家、医药学家和文化巨匠、民族英雄。殷墟甲骨文的研究，敦煌石窟的发现，秦始皇兵马俑的露面，随县擂鼓墩编钟的出土，长沙马王堆汉墓的挖倔，一次又一次地震惊了世界，显现了中国古代文化的繁荣与先进。中国古代"指南针""火药""印刷术"的发明，促进了中国古代社会的前进和文化的发展，传到西方，使整个世界的面貌和状况发生了改变。中国的炼丹术，是世界化学的先驱，中国发明的人痘接种术传至欧洲，启发了西方免疫医学的萌芽。中华民族优秀文化，对世界文明的进步，发挥了积极作用，作出了自己的贡献。

江泽民总书记2001年3月4日下午在参加全国政协九届四次会议教育、医药卫生联组会上讲话时指出："中医药学是我国医学科学的特色，也是我国优秀文化的重要组成部分。"中医药学是我国优秀文化的重要组成部分，它来源于中华民族生活生产实践的直接经验，深深植根于中华文化之中。

1.以人为本。《素问·宝命全形论篇》说："天覆地载，万物悉备，唯人为贵。"《灵枢·玉版》说："且夫人者，天地之镇也。"人是天地间最为贵重的观点，确立了人在整个医学世界的主导地位。人在认识自我、人类本身的过程中，首先是将人放在天地万物之中，与天地万物混同为一，以观察人与天地万物的相互关系和相互影响，以及人在其中的发展变化，提出了"天人合一"概念，同时，又把人从天地万物中分离出来，对人单独进行专门观察和认识。《灵枢·经水》说："若夫八尺之士，皮肉在此，外可度量切循而得之，其死可解剖而视之。"一方面，从人的尸体解剖认识，通过观察并记录人体皮肤、肌肉、经络血脉、经筋、骨骼、脑髓、肓膜脂膏、肝、心、脾、肺、肾、胆、胃、大肠、小肠、膀胱、三焦、脬、女子胞、男子精室等组织结构的部位、形态、大小、坚脆、长短和肠胃常容水谷多少；另一方面，从人的活体认识，切循度量人体皮肉和通过长期观察人体眼、耳、口、鼻和肢体，以及人体生理发展和病理变化，认识人体一切组织结构功能活动，尤其是五藏六府各自的功能活动特点及其在心神主导下的相互为用，提出了"十二藏之相使"和"主明则下安""主不明则十二官危"的概念，体现了东方文化的藏府观。

2.人参天地。人"以天地之气生，四时之法成"，与天地相参，与日月相应，与四时相副。天地万物为一，人与大自然是一个统一的整体，保持生态环境的和谐、平衡、统一、协调，为无为之事而不违反客观规律，思想恬淡，意志清静，呼吸精气，和适寒温，精神内守，真气相从，血气营卫在心神的主导下，通过十四经脉，相谐而循环运行于全身各部组织，使五藏六府、四肢百骸、五官九窍得到血气濡养以产生神用而发挥其各自的功能活动，并通过全身孔窍以与大自然息息相通，从而保证和促进人身生、长、壮、老的正常发展。人身精气流通、血气循环运行在濡养各部组织过程中，总是在"弃其陈，用其新，精气日新"，处在"新陈代谢"的不断变化之中，达到养生全形，长有天命，反映了医学世界的整体性和变动性。

3.我国古代人民还创建了阴阳五行、藏府经络、营卫血气、精神津液、七情、六淫，以及药物四气五味、升降浮沉等中医药学理论体系，阐明人体生理、病理、诊断、治疗、预防、预后和养生知识，具有丰富多彩的治疗方法，如汤药、药酒、针刺、艾灸、按摩、熨法、行气、导引、膏敷、搐鼻、洗浴、熏蒸、火罐、刮痧、放血、发泡、手术切除、心理疗法等等。

在中医药学领域里，任何一个病证，都不是孤立的、静止的，而是与它周围事物相联系，并且是不断发展、不断变化的，治疗疾病则根据客观实际，因时、因地、因人而辨证施治，病万变药亦万变。这一辩证思维的治疗思想，构成了与世界其他医学的质的区别，体现了东方医学的特色。在我国社会长期发展中，它在保证中华民族繁衍昌盛过程中，受到临床实践的严格检验，并在这个严格检验过程中得到巩固和发展。这表明它是一种以有病的人为实验对象而巩固发展起来的医学，从人类治疗医学来讲，较之以健康的鼠、兔、狗等动物人为制造疾病为实验对象而合理而准确而有效而科学得多。正因为如此，它才在千百年前就走出国门，到日本，到朝鲜，到越南，到东南亚，而今走向了世界120多个国家和地区！

然而，1840年鸦片战争后，世界列强用坚船利炮轰开了清帝国的大门，纷纷侵入了中国，带进了他们的文化和商品，商品充斥于中国市场，"洋枪""洋炮""洋船""洋油""洋医""洋药""洋伞""洋布""洋火""洋烟""洋笔""洋烛""洋灯""洋线""洋锹"等等，等等，真是不一而足。中国沦入了半封建半殖民的社会。中国人睁开了眼睛，看到了西方的文明和进步而自惭不如，开始向西方学习，有些人坚持中国文化而学习西方，提出了"中学为体，西学为用"的主张，办学堂，开工厂，造枪制弹，医学领域里则出现了"中西汇通"或"衷中参西"；另有些人则严重自卑，产生了民族虚无主义思想，制造了"中国文化外来说"的"殖民地文化"，叫嚷"中国有的，外国都有，中国所没有的，外国所独有"，甚至说"外国的月亮也比中国的月亮圆"。他们积极地学习西方，想在西方文明里寻找真理，他们害着"左倾"幼稚病，盲目地看不起自己民族的一切传统文化，一味主张"全盘西化"。他们对中国的落后状况，不责之于当时清政府的政治腐败，而归罪于我国民族的传统文化，大叫"汉字落后""中医落后"等。晚清时代的丁福保和一些士大夫们如吴挚甫、王景沂等就竭力诋毁中医药学理论为虚妄和没有疗效。1914 年北平教育总长汪大燮则极力主张废去中医，遭到了余德壎等联合各地中医反对而未果。1922 年蒋介石的民国政府为了在全国推行西化，试图取缔针灸。1929年 2 月国民党政府召开第一次"中央卫生委员会议"，余云岫乘机提出了"废止旧医以扫除医事卫生之障碍案"，极尽诬蔑中医之能事，说什么"旧医一日不除，民众思想一日不变，新医事业一日不能向上，卫生行政一日不能进展"。这一提案竟然在汪精卫、褚民谊等人支持下获得了通过，行将在全国废止中医。当时全国中医药界和一些有识之士都纷纷起来抗议，并组织请愿团向南京政府请愿。全国三百多位中医药代表集会在上海总商会礼堂，商讨应对并选出蒋文芳、张梅庵、张赞臣、岑志良、谢利恒、陈存仁等六位代表晋京请愿，而由国民党元老吴稚晖、于佑任、陈果夫、焦易堂、陈立夫、张静江等人联合向蒋介石提出说明，蒋介石被迫取消了有关废止中医的一切法令。中医赢得了生存空间。于是，全国的中医药有关人士，为了纪念此项"成功"，遂将请愿成功的当天"三月十七日"订为"国医节"。但全国医药联合会，却不久即被国民党政府下令解散了。而以中央国医馆成立为标志，在中医科学化口号下，一场用西医理论改造和取代中医学术思想，取消民族文化特色的医学变革积极进行着。

1940年1月，毛泽东在《新民主主义论》一书中指出："中国文化应有自己的形式，这就是民族形式。"又说："科学的，民族的，大众的文化……就是中华民族的新文化。"新中国建立后，毛泽东主席发出了"团结新老中西各部分医药卫生人员，组成我国巩固的医药卫生统一战线"的号召，并把"团结中西医"作为我国卫生工作四大方针之一，然而在1950年第一届全国卫生工作会议上，余云岫伙同宋大仁、江晦鸣联合提出了一个"四十年消灭中医"的计划，即所谓"改造旧医实施步骤草案"，继之卫生部当时主要负责人就在全国范围内对中医进行登记、考试（考西医课目），开班进修，以西医改造中医，达到对中医"淘汰多数，保留少数，加以改造，变为医助"，彻底取消中华民族优秀文化的中医药学，取消我国医学科学的特色。中央发现后，严厉批评了当时卫生部主要负责人轻视、歧视、排斥中医的资产阶级卑鄙心理,《人民日报》1954年10月25日发表了《正确地贯彻党的中医政策》的社论,确保了中医药文化的延续。由于一百多年来半殖民地社会的思想影响在我国某些人头脑里没有彻底肃清,他们总是戴着西洋眼镜,看不起自己的民族文化,总是以西洋医学为标准,认为中医药学落后、不科学,而中医药学的活知识、活经验又在中医身上,一有风吹草动,就对中医下手以摧残中医药文化。"文革"期间,在扫"四旧"声浪中,医药卫生界"赶神拆庙"就是一个明显的例证。"文革"结束,国家进行了拨乱反正,中医药事业得到了恢复。当今,世界经济趋向全球化,文化是多元的,世界各民族文化必然发生激荡、碰撞、交流,每一民族要在坚持和保护自己民族传统文化的同时,有选择地吸取其他民族的先进文化与自己民族文化融合以发展自己,但要切切防止自己传统文化受到冲击、伤害而归于消亡。然而我国随着对外开放的发展,西方先进和腐朽文化一起涌了进来,一方面,促进了我国科学技术及其管理的发展;另一方面,则使一些人产生了拜金主义、极端个人主义、损人利己、唯利是图、损公肥私、化公为私、以权谋私、捞名捞利、贪图享乐、无是非、无理想、无道德、无诚信、无事业心、无民族感,不顾国家民族利益,在自己工作岗位上推行"全盘西化",把"中医现代化"曲解为"中医西医化"。他们不以辩证唯物论和历史唯物论的立场、观点和方法去认识、去研究中医药学,而是以西医药学的机械唯物论观点,审视中医药学的辩证思维和整体观念;他们不是以现代科学技术的知识和手段根据中医药学内部规律客观地去认识、去研究、去发扬,而是以西医药学固有的理论和原则去框套中医药学。他们在"中医不科学论"的思想指导下，把西医一套科研方法，强加在中医科研上，以阻碍中医科研的提高；他们用西医理论取代中医理论，如某高等中医教科书《中医基础理论》，竟把"名曰奇恒之府"而具有"藏而不写"功主"决断"的"胆府"理论，说成是"分泌胆汁输入十二指肠帮助消化"，如此，则"温胆汤"治"胆"何以愈"惊悸不眠"？"柴胡加龙骨牡蛎汤"治"胆"又何以愈"发狂奔走"？他们还用西医"辨病施治"以取代中医"辨证施治"。这就偷换了中医临床工作的思维方式，取消了中医药学的灵魂，取消了我国医学科学的特色。据说国家中医药管理局调查过一个中药系，有16个教研室，没有一个教研室研究中药饮片，都在研究开发新药。当年余云岫"废止中医，保留中药，加以改造，变为西药"的主张，而今正在实现着。他们还一听人说中医药学有优势，就斥之为是在"炫耀"自己。他们正如毛泽东早年所批评过的一样："言必称希腊，对于自己的祖宗，则对不住，忘记了。"

《马克思恩格斯书简》说："陈旧的东西总是力图在新生的形式中得到恢复和巩固。"

西医药学是一门现代医学科学，我国发展西医，研制新药，为我国人民健康事业服务，这是对的，是无可厚非的。但如果只重视发展西医新药，而忽视中医药学优势的充分发挥，则是不对的，尤其在中医药的教育、医疗、科研系统内强调西医药、削弱中医药，甚至以"中西医结合"为幌子，抽掉中医药学的灵魂，取消中医药学的精髓，抹杀中医药学的特色，使之名存实亡，以实现"全盘西化"则是错误的。《新民主主义论》一书早就指出："所谓'全盘西化'的主张，是一种错误的观点。

形式主义地吸收外国的东西，在中国过去是吃过大亏的。"为什么我们现在还要重蹈覆辙偏偏在中医药机构内推行"全盘西化"呢？

孙晋忠、晁永国二人在其合写的《全球化时代的西方文化霸权》一文中告诉人们："所谓西方文化霸权，就是西方国家把其物质生活方式、人生观和价值观作为一种普世的行为准则加以推行，赋予自己在文化上的支配地位。西方文化霸权产生的直接背景是西方的科技优势及其对信息革命技术的垄断。文化霸权主义就是对自己文化怀有一种居高临下的优越感，并把自己的文化作为衡量一切文化的尺度和标准。在他们眼里别人的文化都是落后的、野蛮的，自己的文化才是文明的、进步的。……广大第三世界国家的本土文化正受到压抑，失去'活性'，处于被西方文化吞噬的危险境地。对第三世界国家而言，捍卫自己的文化主权已经是刻不容缓。"我国某些人在对待中西文化上，存在着与西方文化霸权主义同样的心态，认为只有西方文化的西医是科学的、进步的，而自己民族传统文化的中医药学则是不科学的、落后的，就在自己管辖范围内抬西抑中，以西代中，削弱中医药文化，自己沦为西方文化霸权主义的义务推销员，时至今日，我们不得不对此加以清晰认识和认真对待。据报载："1976年西方七国首脑会议上，他们就已达成共识：利用因特网对社会主义和发展中国家进行政治宣传和文化渗透。""西方一些发达国家凭借和依仗其在信息网络技术方面优势，千方百计地向我国推销他们所认可的那套价值标准、意识形态、生活方式及社会制度等，企图实现他们'西化'、'分化'的政治图谋。"因此，我们必须提高警惕，提高政治思想水平，提高全民族的文化素质，增强民族感情，提高民族意识和抵御西方文化霸权主义的文化渗透能力，确保中华民族传统文化的安全与发展，确保中华民族优秀文化之一的中医药文化的特色和优势，并根据自己的内部规律运动，有选择地吸取与自己有益的其他民族的先进文化以充实发展自己，理直气壮地以东方文化的面貌走向现代化。

中医学的历史发展

　　我们的国家，是一个历史悠久、土地辽阔、物产丰富、人口众多的文明古国。我们的民族，是一个勤劳勇敢、聪明智慧的伟大民族。我们的中医学，是我们劳动祖先在长期与疾病作斗争的过程中创造出来的。它是我们祖先与疾病作斗争的经验总结。它包含着丰富的实际经验和理论知识。它有着比较完整的理论体系，内容丰富多彩，确实是一个"伟大的宝库"。它数千年来，对我们这个伟大民族的繁衍昌盛起过保证作用，也对世界人民的健康事业作出过贡献。它具有东方医学的特色。1840年鸦片战争后的近百余年中，它虽然遭受过不断摧残，但由于它的实践价值和科学内容，具有较强的生命力，因而至今它仍然屹立在世界东方。这里我们简略地论述一下中医学发展的历史概况。

　　马克思主义者认为，自从有了人类，就有了医疗的活动。我们的祖先，在原始社会里，就创造了砭石、火灼以及药物疗法等多种治疗方法。

根据地下出土的甲骨文，在3000年前的殷商时代，我国已认识到头病、耳病、眼病、鼻病、口病、齿病、舌病、喉病、心病、肠胃病、手病、臂病、关节病、足病、骨病、瘤病、跌伤、妇产科病、小儿科病以及流行病等，认识到人体某些生理现象，如天癸等，出现了针刺治疗（竹针、骨针），并用文字记录了下来。

　　在周代，我国医师已开始分科，分为食医、疾医、疡医、兽医等，而且对医师实行了考核制度，确定了考核标准。《周礼》中记载了四时流行病的"疴首疾""痒疥疾""疟寒疾""嗽上气疾"等，疡科的"肿疡""溃疡""金疡""折疡"等；《周易》中记载了"残疾""疑疾""受伤""流产""不孕"，以及"勿药"等；《诗经》中记载了"热病""疟疾""头病""昏迷""溃疡""浮肿""顺产"和"逆产"，以及"妊娠小便不利"的治疗，还记载了50余种药品；《尚书》中有"服药瞑眩"的记载。

　　在周后期的所谓"春秋战国时代"，由于铸铁技术的发展，促进了我国古代农业、手工业的巨大发展，医学也发展到了一个相当高的水平，医和创立了阴淫寒疾、阳淫热疾、风淫末疾、雨淫腹疾、明淫心疾、晦淫惑疾的"六气病因说"，阐述了阴、阳、风、雨、晦、明等六种致病因素所导致的疾病性质和证候。竹针、骨针发展到铁制金属针，针术发展到九种不同形制的镵针、员针、提针、锋针、铍针、员利针、毫针、长针、大针，且产生了各种针刺手法，而分别用于治疗各种不同病证。按摩、艾灸、气功、导引等方法，更是非常普及地用于人们的治病和强身。

《黄帝内经》一书的出现，标志着我国医学在当时发展到了一个新的阶段。它阐述了有关人体的解剖、生理、病因、病理、诊法、治疗和摄生等等方面的基本理论，讨论了伤寒、中风、温病、疟疾、痢疾、霍乱、偏枯、痿痱、积聚、痿证、痹证、疠风、疠疫、鼓胀、浮肿、呕吐、泄泻、惊痫狂证、癫痫、瘰疬、痔疮、痈疽、黄疸、脾瘅、胆瘅、消渴、肠痈、浸淫疮、瘾疹、疣赘、劳风、厥证、癃闭、遗溺、癫疝、狐疝、咳嗽、关格、阴痿、溢饮、失精、脱营、鼻渊、痉病、大腹水肿、跌坠损伤、疝瘕、石瘕、肠覃、血枯、经闭、血崩、胎前痼疾、产后中风、食㑊、失眠、嗜卧、噎膈、蛔虫病、出血证以及诸痛等数百种病证，记载了砭石、针法、灸焫、汤液、汤药、药酒、丸剂、膏法、熨法、浴法、熏蒸、薄贴、束末、按摩、导引、行气以及腹部放水和手术切除等治疗方法的应用。它已经形成了比较完整和比较系统的理论体系。《山海经》一书，则比较大量记述了药物的产地和功效。医缓、医和、义妁、扁鹊等都是这一时期很有成就的名医。

云梦秦简所载，秦代已对麻风病人有了隔离措施。根据篆文，至迟在秦代，我国对脑的部位形态和功能就有了认识，如"䐃""思""虑"等字所示。

在汉代前期，即所谓"西汉"，据《汉书·艺文志》记载：有医经7家，即《黄帝内经》18卷，《黄帝外经》37卷，《扁鹊内经》9卷，《扁鹊外经》12卷，《白氏内经》38卷，《白氏外经》36卷，《旁经》25卷，共216卷；有经方11家，即《五藏六府痹十二病方》30卷，《五藏六府疝十六病方》40卷，《五藏六府瘅十二病方》40卷，《风寒热十六病方》26卷，《秦始黄帝扁鹊俞拊方》23卷，《五藏伤中十一病方》31卷，《客疾五藏狂颠病方》17卷，《金创疭瘛方》30卷，《妇人婴儿方》19卷，《汤液经法》32卷，《神农黄帝食禁》7卷，共274卷。现在这些文献除《黄帝内经》一书外虽然都已散失，但此记载已足以说明这时的经验总结和理论创造都有了发展，出现了"痹""疝""痒""伤中""狂颠""金创疭瘛"，以及"妇人婴儿"等病治疗的各个专门方书，特别是对精神病、破伤风等病有了治疗方法，认识到妇人婴儿病的独立性，更是可贵的。长沙马王堆汉墓出土了多种医书，其中一部《胎产书》是论述妇人胎产疾患的专科文献。西汉宫廷中还设有专职产科医生。《史记》记载了仓公淳于意的"诊籍"25则，表明这时已开创了病历的书写，记录了医案。

在汉代后期，即所谓"东汉"，出现了阐发《黄帝内经》中疑难问题的专门著作《八十一难经》。专门论述五运六气而载于今本《素问》中的"运气七篇"，第一次全面阐述了我国古代的气象病理学说，讨论了气候反常导致人体发生的数百个病证以及对这些病证的治疗原则。甘肃武威出土了一部完整的"汉简医方"。到东汉末叶，我国古代伟大的外科学家华佗发明了"麻沸散"，使病人在全身麻醉的情况下抽割积聚进行手术治疗而无疼痛之苦；他还利用情志活动作为治疗手段以愈病人。伟大的医学实践家张仲景，勤求古训，博采众方，在自己医疗实践的基础上，写出了一部划时代的医学著作《伤寒杂病论集》，创造了理、法、方、药全备的辨证施治体系，以六经或病名为纲，指出了外感热性急性病和内、外、妇、儿等科疾病的治疗。此书不仅在国内至今还为人们所称赞，而且尤其

中医学的历史发展

还为日本现代汉医学家所推崇，因为它在指导人们医疗实践上仍然在发挥着重要的有益的作用。

在两晋，王叔和《脉经》，总结前人脉学经验，提出了"浮""芤""洪""滑""数""促""弦""紧""沉""伏""革""实""微""涩""细""软""弱""虚""散""缓""迟""结""代""动"等24脉及其各个脉的形状，并列出了八组相类的脉，提醒人们注意辨别；他还说明了切脉的方法和必要的知识，使我国古代脉学归于系统化，促进了我国古代脉学的发展并影响到国外，对世界医学作出过贡献。《针灸甲乙经》之书，是皇甫谧撰集《针经》《素问》《明堂孔穴针灸治要》三部，是"事类相从，删其浮辞，除其重复，论其精要"而成的。他根据针灸专著化的需要，将上述三书内容按解剖、生理、病理、诊断、治疗进行条理；确定了穴位总数654个，其中单穴48，双穴308（此据《目录》所载数，据其各线所列数统计，只有625穴），并分别确定了身体各线的穴位数及其穴位名称；论述了针灸的操作手法、宜忌、顺逆和治疗各种疾病的取穴，为我国第一部比较系统、完整而又理论联系实际的针灸学专著。葛洪《抱朴子·内篇》里有《金丹》《仙药》《黄白》三卷，专门论述炼丹。它指出丹砂长烧立成水银，积变又还成丹砂。这表明硫化汞制水银，我国在公元二世纪就做了记录。葛洪还观察到铁与铜盐的取代作用，又制成外表像黄金和白银的几种合金。他在前人的基础上，把炼丹的理论系统化，把炼丹的方法也具体化了。他在我国古代化学史上具有承先启后的作用。葛洪《肘后备急方》，在世界上第一个记载了"天花病"，还记载了"马鼻疽""沙虫病"以及"瘰病"的传染，并记载了疯犬咬伤用该犬之脑敷其咬伤处的治疗方法。

《神农本草经》一书，亦当为这一时期的著作。它用上、中、下三品的归类方法，记述了365种药物的生长环境和治疗作用。

在南北朝时期，梁代陶弘景（公元452—536年）对《神农本草经》原有365种药物进行了整理，用"红"字书写，又搜集了365种药物加进去，用"黑"字书写，共730种，进一步奠定了本草学的基础。北齐徐之才，根据中医学方剂学的规律，提出了"宣""通""补""泄""轻""重""滑""涩""燥""湿"等十剂，并指出这十剂的分别作用：宣可去壅，通可去滞，补可去弱，泄可去闭，轻可去实，重可去怯，滑可去著，涩可去脱，燥可去湿，湿可去枯。这种调剂学的精密分类，揭示了药物治疗上一个治疗用药的新规律。他还对妇人妊娠十月提出了"逐月养胎"的理论和方法。

这时一部外科专著《刘涓子鬼遗方》也问世了。从而发展了疮疡的理论和治疗。

在隋代，我国第一部病因病理学专著诞生了（公元610年），即巢元方等所撰的《诸病源候论》一书。全书共计50卷，分病源为67门，列证候1720条。它较详细地论述了天花、霍乱、伤寒、中风、疟疾、痢疾、水肿、黄疸、虚劳、消渴、风湿痹、咳嗽上气、疫疠、寄生虫病、痈疽，以及妇产科病、小儿病等各个病候的病因、病机、证候、诊断和预后。表明我国在7世纪已差不多较全面地掌握了内科、外科、妇科、儿科、五官科、神经精神科等各种疾病的知识。它提出了传染性疾病是感"乖戾之气"发生的，"病气转相染易，乃至灭门，延及外人"，必须预先服药和设法防免，用预防的方法加以控制。

这时，全元起对《黄帝内经素问》进行了全面注释，从而出现了我国第一部《黄帝内经素问》注释本。

在唐代，孙思邈于唐高宗永徽三年（公元652年）写出了《千金方》，稍后又写出了《千金翼方》。两书各30卷。在《千金方》里，继承了初唐以前的医学理论，总结了初唐以前的医疗经验，也吸收了外来文化，同时提出了人命贵于千金，医生必须知识广博，医德高尚，不分贫贱，不贪钱财，不辞辛劳，才能成为一个"大医"，执行医生业务。《千金方》全书共分232门，合方论5300首。其中载有"食治""养性"两个专章，突出地体现了注重饮食卫生和精神调摄的医学思想。它还记载了"导尿法"和治疗金创肠出的"缝合术"。它论述的范围，包括了预防医学、诊断学、治疗学以及针灸学等。在《千金翼方》里，对张仲景《伤寒杂病论》中治疗急性热性病资料，以"方证同条，比类相附"的原则，进行了重新整理。对本草，在上、中、下三品分类的基础上，作了进一步比较细的分类，且补充了一些初唐以前本草书中没有收载的药物。

王焘《外台秘要》一书，写成于唐玄宗天宝十一年（公元752年），共有40卷，分1104门，都是先论后方，秩序井然有理。它论述了有关内科、外科、骨科、妇产科、小儿科、精神病科、皮肤科、眼科、耳鼻喉科、牙科，以及中毒、螫咬伤、急救等等的病源和治疗。从所论伤寒、天行温病、疟疾等所占的大量篇幅，足以说明当时对传染病所掌握的知识已有相当程度。它还记载了"人工急救"的有关"护理"方面的处理方法。它保存了许多古书的内容。它不仅在医学学术上贡献很大，而且在医学历史价值上，也是相当大的。

《千金方》《外台秘要》二书，对朝鲜、日本的影响极大。朝鲜的《医方类聚》、日本的《医心方》，不仅以此二书为重要参考资料，而且在体裁编制方面，也是仿照此二书。

杨上善《黄帝内经太素》一书，旧题著于隋代，实际是写于唐高宗乾封元年之后，它揉和了《素问》《针经》两书的内容，重新编撰，全面注释，是《黄帝内经》的一个全面注释本。王冰《黄帝内经素问》次注本，成书于唐肃宗宝应元年（公元762年）。它对《素问》的内容进行系统整理，且据其先师张公秘本补填了《素问》之遗缺，提出了"冲为血海，任主胞胎"，"人动则血行于诸经，人卧则血归于肝"，"益火之源，以消阴翳，壮水之主，以制阳光"等理论，补充了《素问》之不及。从而促进了"内经学"的发展，并发展了中医学的基本理论。

昝殷《经效产宝》三卷，论述了妇人胎前和产后的诸种病症的治疗，共41论，252方，是一部产科的专门著作。

《新修本草》，李勣奉勅修撰，使药物增加到847种，在唐高宗显庆四年（公元659年），由政府颁布，是我国第一部国家药典，也是世界第一部国家药典。

私人撰述的本草著作，有孟诜的《食疗本草》、陈藏器的《本草拾遗》、郑虔的《胡本草》、肖炳的《四声本草》、杨损之的《删繁本草》、甄立言的《本草药性》、殷子严的《本草音义》、王方庆的《新本草》、李珣的《海药本草》及苏敬的《本草音》、《本草图经》等，还有《新修本草图》，表明唐代本草学有了很大成就。

在唐玄宗天宝年间，鉴真和尚被邀过海到日本传授医学，至今日本人尊之为传授医学的始祖。这时中国医学还传到了印度、波斯等国家。

在宋代，宋徽宗大观二年（公元 1108 年），唐慎微把历史本草正文与图经合而为一，且在每药之后附入制药法及古今单方，收入药品达 1558 种，名为《经史证类备用本草》，使中国本草具有了现代药物学的情势。

《太平圣惠方》由王怀隐、王祐、郑彦、陈昭遇等，广泛搜集唐以前的方书，仿照《外台秘要》分 1670 门，共载 16834 方，于宋太宗淳化三年（公元 992 年）完成。至宋仁宗庆历六年（公元 1046 年），令何希彭将此书精简编为《圣惠选方》，作为标准医书，且用作教科书。

《圣济总录》，乃宋徽宗赵佶组织海内名医，根据《圣惠方》，并出御府所藏禁方秘论纂辑而成。其书共收录 2 万多药方，分为 200 卷，有 200 多万字。

陈无择《三因极一病证方论》18 卷，为病因学专著。它把病因分为三类：喜、怒、忧、思、悲、恐、惊等七情为内因，风、寒、暑、湿、燥、火等六淫为外因，饮食饥饱、叫呼伤气以及虎狼毒虫金疮压溺之类为不内外因。每类有论有方，类分 180 门，得方 1500 余首。

王惟一《铜人腧穴针灸图经》3 卷，乃在宋仁宗时（公元 1023–1063 年）奉敕所撰，与其所铸铜人相辅而行。铜人全像以青铜为之，府藏无一不具，外表用金字书写穴名在孔穴旁边，凡背、面二器相合，便浑然全身。用此法试验医生时，外涂黄蜡，中实以水，使被试者以分寸按穴试验，针入而水出，若部位稍差，则针不能入而无水出。这对我国针灸学，无疑是作出了卓越的贡献。另外尚有不著撰人姓氏的《铜人针灸经》7卷，《西方子明堂灸经》8卷。

陈自明《妇人大全良方》24卷，乃一部妇产科学专著，共分8门：首调经，次众疾，次求嗣，次胎教，次妊娠，次坐月，次产难，次产后。每门数十证，总260余证，论后附方案。于妇产科证治，颇为详备。另有朱端章《卫生家宝产科备要》8卷，乃集诸家产科经验方而成帙。

钱仲阳《小儿药证直诀》3卷，乃一部儿科学专著。其书上卷言证，中卷叙其治病，下卷为方。它第一次论述了小儿五藏补泻的证治。陈文中《小儿痘疹方论》1卷，董及之《小儿斑疹备急方论》1卷，为我国最早的斑痘专书。

陈直《寿亲养老新书》4卷（第一卷为陈直撰，第二卷以后乃元代邹铉续增），为一部老年学专著。它提出了老年人的精神休养、娱乐活动、饮食营养以及疾病的饮食治疗等。

宋慈《洗冤集录》，宋理宗淳祐七年（公元1076年）成书，为我国法医学专书的创始，也是世界上第一部法医学专著。

庞安常《伤寒总病论》，许叔微《伤寒发微论》《百证歌》，朱肱《南阳活人书》，韩祇和《伤寒微旨》，杨士瀛《伤寒活人总论》，郭雍《伤寒补亡论》等等，都对张仲景的伤寒学说进行了研究整理，或阐述其意义，或补述其方药，促进了伤寒学的发展。

据《医宗金鉴》，宋真宗时就有峨眉山人为丞相王旦之子进行种痘。

在金元时代，我国医学出现了学术争鸣，产生了医学派别。

《四库全书提要·医家类》说："儒之门户分于宋，医之门户分于金元。"刘、张、朱、李等所谓"金元四大家"的不同学术主张，正表明了金元医学流派的学术争论。

刘完素《素问玄机原病式》1卷，举288字，注2万余言，阐明六气皆可化火之理，又著《宣明论方》3卷，其用药多主寒凉，以降心火、益肾水为主，故后人称之为"寒凉派"。

张子和《儒门事亲》，主张治病在祛邪，邪去则正安。善用汗、吐、下法，尤其对下法更为注重，故后人称之为"攻下派"。

朱震亨《格致余论》《局方发挥》，创"阳常有余，阴常不足"之说，治疗疾病主重滋阴，故后人称之为"养阴派"。

李杲《脾胃论》，根据土为万物之母，治病多主补脾益胃，发明补中益气和升阳散火之法，故后人称之为"补土派"。

上述刘、张、朱、李四家，在学术上各有发明，各从一个方面发展了医学，通过争鸣，促进了当时医学的发展。成无己《注解伤寒论》，阐明了《伤寒论》中所载证候的机理和方药的理论原则，是一部最早的《伤寒论》注释本。

齐德之《外科精义》2卷，为外科专著。上卷为论辨及方法35篇，下卷为汤丸膏丹145方，附以论炮制诸药及单方主疗疮肿方法等。它对于痈疽诊候，将护忌慎，述之颇详。窦汉卿《疮疡经验全书》12卷，论述痈疽的色脉、逆顺、吉凶、浅深，亦颇明晰。

忽思慧《饮膳正要》，成书于元文宗天历二年（公元1330年），为一部营养学专著。它讲求正常人的膳食，先述一般卫生法则，如夜晚不可多食，食后漱口，清早刷牙不如夜晚刷牙以及齿疾不生等；次述妊娠食忌和乳母食忌；再述各种点心、果肴和烹调方法；最后论述营养治疗、饮食卫生及食物中毒等。还附有版画 20 余幅。

危亦林《世医得效方》，专辟《正骨兼金镞科》之章，论及骨折、脱臼和整复方法，并记有整复所用器械如剪、刀、铁钳、麻线、桑白线等，其正骨麻醉止痛药为乌头、曼陀罗、乳香、没药等。

赵大中《风科集验名方》28 卷。其方 632，分为 10 集，共 77 类。赵素订补增至 242 类，续添 1347 方，通计 1979 方。风科诸方，于此略备。

倪维德《原机启微》2 卷，附录 1 卷，是一部眼科学专著。上卷为论凡 18 条，下卷为君臣佐使逆从反正说及方药，附录为论 10 条。

在明代，李时珍《本草纲目》52 卷，总为 16 部，60 类，1892 种药，附方 11096 首，插图 1109 幅。每药以正名为纲，释名为目，次集解，辨疑，正误；详述生长环境、形态、气味、主治、附方等等。它所载的内容及其内容的分类方法，不仅对中医药学有很大的指导作用，而且对于研究植物学、植物分类学、动物学、古代矿物学以及化学、生物化学，甚至社会学，都有一定的参考价值。近百年来，它已被译成多种文字在国外流传，成为世界上的有名著作，对世界科学作出了贡献。李时珍像也被嵌刻在苏联莫斯科大学的廊壁上。

王肯堂《证治准绳》，集明以前医学之大成，包括内外妇儿各科，于寒温攻补，无所偏主。

楼英《医学纲目》40 卷，特创按人体内藏分类法：阴阳藏府部9卷，肝胆部6卷，心小肠部5卷，脾胃部5卷，肺大肠部2卷，肾膀胱部2卷，又伤寒部4卷，妇人部2卷，小儿部4卷，运气部1卷。每部之中，病证治法方药，又各有区别。治法皆以正门为主，支门为辅。其叙述最有条理。

江瓘《名医类案》12卷，为我国第一部医案专著。共分25门，搜罗繁富，多所辨证，很有参考价值。此外，尚有《石山医案》《孙氏医案》和《薛氏医案》。

吴有性《瘟疫论》2卷，《补遗》1卷，撰于明思宗崇祯十五年（公元1642年）。提出伤寒从毛窍而入，中于脉络，从表入里，所以传经有六，从阳到阴，以次而深；瘟疫是戾气从口鼻而入，伏于膜原，在不表不里之间，其传变有九，或表或里，各自为病，有但表而不里者，有表而再表者，有但里而不表者，有里而再里者，有表里而分传者，有表里分传而再分传者，有表胜于里者，有先表而后里者，有先里而后表者。其中有与伤寒相反十一事，又有变证兼证种种不同，并著论制方，一一辨别。对于流行性传染性疾病的认识，有了进一步的发展。

卢之颐《痎疟论疏》一书，为论疟疾的专书。所论痎疟证治，于虚实寒热四项，最为详尽，而治疟方法，也已略尽于此。

魏直《博爱心鉴》2卷，为痘疹而作。上卷为图说方论，下卷为证治。提出治痘用药，在始出之前，宜开和解之门；既出之后，当塞走泄之路；痂落已后，清凉渐进；毒去已尽，补益莫疏。郭子章《博集稀痘方论》2卷，分为二门，并附以痘疹辨论。其以婴孩之病，惟痘最厉，防之不豫，待其发而后为之，未必其万全也。乃搜集稀痘方论，辑以成帙，间以饮未痘儿，辄饮辄效。明穆宗隆庆年间（公元1567~1572年），发明了人工种痘法，以预防天花。这是一个伟大的发明。这个方法，后来传到欧洲，成为西方种牛痘的始祖。

薛己《疬疡机要》3卷，是一部治疗麻风病的专书。上卷分本证、变证、兼证、类证治法和治验；中卷为续治诸证，大多为治验；下卷为各证方药。条分缕析，颇为详尽。沈之问《解围元薮》一书，明确指出了麻疬（即麻风）是传染病，而大风子有治愈麻风病的疗效。

陈司成《霉疮秘录》，是我国第一部治疗梅毒的专书。其论述梅毒病证和治法都设为问答之辞。接受了以前医学治疗梅毒的经验，采用水银、轻粉作为涂布、吸剂和熏剂，并且提出了用砒制剂治疗梅毒，这是世界上最早采用砒毒治疗梅毒的。

龚居中《红炉点雪》，为治疗肺痨病的专书。在此前后，已认识到空气、日光、环境、休养等在治疗上的重要性，如李梴《医学入门》等；也提出了不与肺痨患者及其衣物接触，以防传染，如徐春甫《古今医统大全》等。

葛可久《十药神书》，内载10方，以十天干之序排列，体现其治疗出血病证的原则，为一部治疗血证的专书。

汪机《外科理例》、薛己《外科枢要》、陈实功《外科正宗》、陈文治《疡科选粹》等，都是中医外科学专著，表明了外科学的进一步发展。《外科正宗》还记载了气管缝合法、下颌骨脱臼整复法等。

傅仁宇《审视瑶函》6卷，乃眼科学之专著，首为统论2卷，次为一百又八证以隶治法及方4卷。

这时内经学的研究也有了发展，如马莳《灵枢注证发微》《素问注证发微》，张介宾《类经》，李念莪《内经知要》，杨慎《素问纠略》等。

在清代，吴鞠通《温病条辨》，内容多采自《临证指南医案》一书中温热病部分，以上、中、下三焦为辨证纲领，论述温热病传变的浅深轻重，为温病学的一部专著。王孟英《温热经纬》一书，以《内经》及张仲景论温病者为经，以《温证论治》《湿热条辨》及陈平伯、余师愚之论为纬，集温热病学之大成。还有周杓元《温证指归》，柳宝诒《温热逢源》等等。清代温热病学得到了巨大的发展，有成效地指导了中医治疗急性热病的临床实践。

张宗良《喉科指掌》6卷，为我国最早的一部喉科专著。郑梅涧《重楼玉钥》4卷，第一卷总论证，第二卷论方药，第三四卷论针法，刊于清宣宗道光十九年（公元1839年）。金德鉴《喉科枕秘》、赵振沅《喉科方论》等等，也都是喉科专书。

耐修子《白喉忌表抉微》，乃治白喉专书，然其内容实是从《重楼玉钥》诸书中选出的。陈耕道《疫痧草》一书，写成于清仁宗嘉庆六年（公元1801年），确立了疏达、清散、清化、下夺、救液诸法，完备了白喉的治法。还有张振鋆《痧喉正义》等。

赵学敏《本草纲目拾遗》，成书于清高宗乾隆三十年（公元1765年）左右，对《本草纲目》一书作了详尽的补充。吴其濬《植物名实图考》38卷，列植物计1714种；《植物名实图考长编》22卷，列植物计838种，对世界药物学和植物学都有一定贡献。另有周岩《本草思辨录》、姚澜《本草分经》、费伯雄《食鉴本草》等等。

张銮《幼科诗赋》，许佐延《活幼珠玑》，冯汝玖《惊风辨误三篇》等，均是儿科专著。

陈念祖《女科要旨》，单南山《胎产指南》，刘文华《保产金丹》，倪东溟《产宝家传》，傅山《女科》等，均是妇产科专著。

王文选《外科切要》，何景才《外科明隐集》等，均是外科专著。

赵廉《伤科大成》，为伤科专著。

陈国笃《眼科六要》，黄庭镜《目经大成》等，均为眼科专著。

唐宗海《血证论》，大大发展了《十药神书》治疗血证的理论和经验。

熊笏《中风论》、曾超然《脚气刍言》均为一病之专论。

张振鋆《厘正按摩要术》，为按摩学专著。

还有研究内经学、伤寒学、金匮学以及医案、医话等方面的许多专门著作。在清代，中医药学也确有很大的发展。

然在清宣宗道光二十年，即 1840 年鸦片战争以后，帝国主义侵入了中国，使中国沦入了半封建半殖民地。由于帝国主义侵略政策的结果，中国出现了一个买办阶级，他们一方面倡导民族虚无主义的"中国文化外来说"，一方面极力主张"废止中医"，甚至在 1929 年南京政府向全国发布了"废止中医令"。中医界有志之士，除一部分人按我国传统医学思想继续发展中医学术、努力实践为病人解除疾病痛苦外，另一部分人则努力运用西医学知识来论证中医学理论和解释中医临床现象，如唐宗海、张锡纯、陆渊雷等，企图说明中医学术科学性或使中医学术科学化，以使能够存在而不被废止，这就是我国医学历史上的所谓"中西汇通派"。中西汇通派因为没有辩证唯物主义的思想指导，自然而然地对两种完全不同理论体系的中西医学要采取牵强附会，生搬硬凑，因而没有使人们对医学的认识能够向前跨进半步。

新中国建立后，党中央和老一辈无产阶级革命家都非常重视中医学，把"团结中西医"作为我国卫生工作的四大方针之一。由于贺诚同志的错误思想，1950年在全国卫生工作会议上通过了余岩《改造旧医实施步骤草案》即40年消灭中医的计划，使中医严重受到限制，普遍存在着轻视、歧视、排斥中医的现象。党中央发现后，于1954年在全国公开点名批判了贺诚同志的错误思想，撤销了贺诚同志卫生部党组书记职务，中医工作开始有了起色，先后创办了中医高等教育，建立了中医研究机构和医疗机构，开展了西医学习中医活动，提出了中西医结合，促进了中医事业和中西医结合工作的发展。但由于在继承发扬祖国医学上对中医信任不够，使中医长期处于从属地位，没有充分调动中医的积极性而真正发挥中医自己的作用，因而中医问题始终没有得到根本解决；加之在十年动乱期间中医又受到严重摧残，这就必然导致了中医乏人而又乏术的严重局面。

党的十一届三中全会以来，拨乱反正，为中医工作下了文件并召开了多次会议。1978年发出56号文件，提出了解决中医后继乏人的问题。1980年在北京召开了全国中医、中西医结合工作会议，提出了"中医、西医、中西医结合这三支力量都要发展，长期并存"的方针，消除了中医的从属地位，而使中医有了独立发展的可能。1982年在湖南衡阳召开了中医高等教育和中医医院工作会议，提出了"保持和发扬中医特色"，明确了中医独立发展的方向。同时，发展我国传统医学，也已写入了我国宪法。中医工作形势一派大好！但是，"冰冻三尺，非一日之寒"，在发展中医事业上还有很大阻力，有那么一些人对中医药学总是怀着严重的偏见。因此，希望各级领导同志，能以改革的精神，狠抓中医政策的落实，采取切实有力的具体措施，真正解决中医问题，以促成中医事业的发展。否则，工作会无成效，而中医事业不是不会衰落的。中医果真衰落了，则我们就愧为一个炎黄子孙，对不起祖先，对不起后代；且目前国外的"中医热"正方兴未艾，整个中医学术有可能和人工种痘法一样在国外得到发扬，那时我们再向国外"进口"中医，就不能不说这是我们这个民族的奇耻大辱了！

总之，振兴中医，发扬中医，是我们这一代人的光荣任务，我们务必抓住现在的这个大好形势，排除干扰，克服阻力，把中医事业推向前进，为开创中医工作新局面贡献出自己的力量！

关于"辨证"与"辨病"（笔谈）

编者按：关于中西医如何结合，创造我国统一的新医药学问题，目前各地正在深入进行探讨。如何理解辨证与辨病？怎样才能把辨证与辨病有机地结合？这里选摘一部分来稿以笔谈形式发表。作者在文中提出了各自不同的看法，希望开展争鸣，引起讨论。

湖北中医学院李今庸：

1.所谓"辨病"，就是在中医学或西医学的基本理论指导下，辨别各种不同性质的疾病；所谓"辨证"，则是在中医学的基本理论指导下，辨别各种疾病发展过程中，不同阶段的（包括各种不同性质的病理变化）各种不同的证候。依据人类认识发展史的规律，人们对于客观外界事物的认识，总是由简单到复杂，由粗略到细致具体。我们祖先在古代社会历史条件下，通过对自然的长期斗争，逐渐认识了疾病的本质，始而认识到危害人体健康的疾病是多种多样的，产生了"辨病"思想。如《周礼·天官冢宰下·疾医》说："春时有痟首疾，夏时有痒疥疾，秋时有疟寒疾，冬时有嗽上气疾。"《金匮要略》"辨疟病""辨水气病"等也是。后来又认识到任何疾病的存在，都不是静止的、固定的、不变的，而是在不断发展、不断变化的，是经常处在"变动不居"的状态中，各个疾病发展过程中的各个不同阶段，都具有自己的证候特点，都具有自己的特殊本质。对于不同病证，只能用不同的治疗方法，从而产生了"辨证施治"的观点。《吕氏春秋·慎大览·察今》中所载"病万变药亦万变"的一句话，充分表明了这一点。

汉代的著作《伤寒论》中，在分别论述了"伤寒""温病""中风"等疾病之后，进而辨别了这些疾病发展过程中的"结胸证""桂枝汤证""柴胡汤证"等等，体现了中医学辨证和辨病的相结合。但是，"中医所谓的'病'，实质上是以突出的临床症状和体征为依据，作为临床纵的归类联系的一种方法，像崩漏、黄疸等都是病。而'证'是在病的基础上，结合周围环境、时令气候、个体特性，全面考虑和概括了病因、病机、发病部位，有关藏府的生理、病理状态，全面而又具体的反映了疾病某一阶段的特殊性质和主要矛盾，为临床治疗提供了充分的依据。因而中医治疗所重视的是'证'而不是'病'"（见人民日报："从藏府学说来看祖国医学的理论体系"，1962 年 5 月 29 日）。辨证施治是中医学的特点，它完全符合对具体问题作具体分析的辩证思想，而富有东方医学的特色。

2. 中医辨证和西医辨病相结合，必然使二者发生内部的联系。如果只是在西医病名、病理、治疗的下面规定几个中医的证型和方药的做法，是没有多大意义的，甚至还是有害处的。国外有些学者也曾试图这样做过，结果没有也不可能有多大成就。因为这样做丢掉了中医的学理，只剩下几个中药方，没有也不可能使中西医的理论达到真正融合而产生质的飞跃。

中医辨证和西医辨病相结合，既然是中西医结合的一个重要方面，也就必须要做到理论上的结合，形成为一个理论体系。把中西两个不同理论体系的东西毫无内在联系地硬凑在一起，只是一种表面的"结合"，不是真正的本质的中西医结合。中西医结合的医学，应该是中西医学的有机结合在理论上产生了质的飞跃的一种新型医学。它既不是中医也不是西医，同时，又既是中医也是西医，取中西医之长，去中西医之短，来源于中西医而高于中西医。

[《新中医》1976，（5）]

动态利用现代检测手段促进中医发展

卫生部高强部长在 2007 年 1 月 8 日召开的 2007 年全国卫生工作会议上指出："中医有很多问题值得研究探讨，比如，现代医学的检测手段是为现代医学服务的，而中医不是这种思路，中医讲究的是全身治疗，整体治疗，大量使用现代医学手段对中医发展是利还是弊，值得研究。"表明了"问题意识"的出现，这就是智慧。只有发现了问题，提出问题，研究问题，才有可能解决问题，使事物得到发展。

我国存在的中医、西医是两个不同理论体系的医学，分别属于东、西方的文化范畴，二者的学术思想基础有着质的差别。现代医学检测手段，是为现代医学服务的，完全适用于以"还原论"为哲学基础的西医药学，而对于中医药学来说，它就是一把"双刃剑"。用得好，它可以帮助中医药学发展；误用了，它则可以导致中医药学丧失疗效，最终使中医药学归于消亡。

30 年前的 1976 年，我为岳美中老先生在西苑医院创办的培养全国高级中医人才的"中医研究班"讲课时，就提出了要

"利用西医一切检测手段来延长我们的感觉器官，以看到病人深一层的病理变化"。但这只能以中医的辨证思维来利用，绝对不能静止地、孤立地、形而上学地利用，被西医的结论牵着鼻子走，而使中医"西医化"。毛泽东主席说过："形而上学最省力，辩证法是要用气力的。"某些人多年身居中医管理工作要职，从来不顾中医药学东方文化的特点，总是把西医检测手段当做普遍真理和万能方法机械地向中医进行误导，以致造成全国大部分中医院不姓"中"，大部分中医人员"西医化"，中医药学的特色和优势不能很好发挥出来，医疗质量普遍下降。

记得 20 年前，北京一位大学生患浮肿病，化验检查发现尿中"管型（＋＋＋＋）"，确诊为"肾炎"，休学在家治疗。就诊于北京某医院一位老中医所谓"肾炎专家"，治疗一年多，吃中药 300 余剂无效，病人尿中管型（＋＋＋＋）未变，医生处方中党参、黄芪等温补脾胃药物也不变。这就是抛弃了中医特色、追逐西医化验结果而不辨证施治所使然。病家遂改弦更张，以自己的医药知识，自购河南生产以西瓜为主要药物的中成药"胜金丹"服之而愈。

又如"文革"之前，有一女孩，年 17 岁，被湖北中医学院附属医院收入 12 病房治疗，全身浮肿，微有咳嗽，发热恶寒，小便短色黄，血压高，化验检查尿中有蛋白，诊断为"高血压型急性肾炎"，用中药治疗寒热表证迅即消退，而余症未减。主治中医师力主按西医检测手段所得结果用药以治之，于是中药里有所谓"降压"作用者如杜仲、黄芩、夏枯草等等都集中用上，如此治疗了很长时间，诸症不见消退。正值这位主治医师黔驴技穷而无奈时，一人提议用"葶苈大枣泻肺汤"一试，服后小便如涌，尿中蛋白消失，血压亦降至正常而出院。

更有甚者，当所谓"肝炎"高发之际，有些病人右胁隐痛，腹部膨满，大便稀溏，食欲不振，两手不温，明明是中焦虚寒证，当温补脾胃为治，但因化验检查诊断为"乙肝"，为"病毒"感染，遂治以清热解毒，用茵陈蒿、龙胆草、板蓝根、鱼腥草、虎杖、栀子、黄柏等等苦寒药，致中阳竭绝，甚至三焦隔绝病危，而仍不醒悟。

用中药治病，违背了中医认识规律，把西医的检测手段及其结论，用搬运工人的工作方法，从西医学里完整不变地搬运到中医临床上来，是不会有好疗效的，这已为无数临床医疗实践所证实！利用现代科学技术，只喊口号，玩弄概念，没有具体思路，犹"齐人拔苗助长，非徒无益，而又害之"也。今有提出对现代科学技术要"为我所用"者，这种"为我所用"的提法虽较前进了一步，但仍然没有阐明现代科学技术怎样"为我所用"？"我"怎样"用"现代科学技术而不被其"把我西医化"？故"为我所用"实为毛泽东主席早年提出的"洋为中用"在中医领域里的同义语，只有原则，感觉抽象，缺乏具体而明确的思路。根据以往经验和人们避难就易的习惯，人们还是很容易走上西医固有的结论上去。为了正确利用现代科学技术促进中医药学发展，中医自己必须付出艰苦劳动，创造条件，促使现代科学技术的利用发生转化，从对其的静态利用，转化为对其动态利用，随人身疾病的整体变化而给其定位，从而取消其"决定一切论"。因而中医在医疗实践中，根据需要与可能，对现代一切检测手段小到体温计、听诊器、一般化验检查，大到彩色B超、CT、核磁共振等都要利用，积累资料，到一定时候，以中医药学的理论知识和实际经验为基础，用辩证唯物论的立场、观点和方法，对大量的占有资料进行整理、研究、分析，找出新的规律，把它纳入到辩证施治中去，创造性地发展我国中医药学的"辩证施治"，使中医药学诊断现代化。

校勘法中的理校作用

　　校勘，古称"校雠"，校勘法是我们学习、研究和整理古代书籍过程中一种不可缺少的重要方法。

　　众所周知，古代书籍在长期流传过程中，由于种种原因，其内容不可避免地都要出现文字的错讹脱误现象，阅读时，如不利用校勘方法将其文字加以勘误校正，势必不能很好地理解其内容，掌握其知识，甚至不能卒读或误读其义。因而，校勘方法对于我们阅读古代书籍，实具有不容忽视的作用！叶德辉在《藏书十约》中说过："书不校勘，不如不读。"充分阐明了校勘法在阅读古书中的重要意义。

　　校勘法在我国有着悠久的历史，并在我国通过两千多年的运用和发展，现在已经完备起来。近人陈垣先生把它作了总结，共为四个方面：曰对校，曰本校，曰他校，曰理校。

　　所谓"对校法"者，即"以同书之祖本或别本对读"；所谓"本校法"者，即"以本书前后互证"；所谓"他校法"者，即"以他书校本书"；所谓"理校法"者，即"遇无古本可据，或数本互异，而无所适从之时"以理校之也。

此"校勘法"的"对校""本校""他校""理校"四者之间，若乎各自独立，然实际上"对校""本校""他校"三法在一定情况下是"理校法"的基础，而"理校法"则是运用"对校""本校""他校"三法任何一法过程中用以确定是非的标准。

"对校法"较易，取同书祖本和别本对读即可；"本校法"稍难，要熟谙本书前后的内容；"他校法"更难，以其法用书的范围较广，而付出劳动也较大；"理校法"最难，以其法非具有广泛知识的深厚理论基础以及一定的辨析能力不能做，故陈垣先生谓"此法须通识为之"。

所谓"理校"者，乃言"以理校书"也。然其"理"则又有二焉，从医学校书讲，一为"文理"，二为"医理"，而这二者又是统一的，并行不悖，相辅相成的，且均应具有训诂学和古文字学知识的基础。

以文理校书，就是根据语法知识亦即文字语言的规律看其文理通顺与否以发现其谬误，如《素问·刺要论篇》所载"是故刺毫毛腠理无伤皮，皮伤则内动肺，肺动则秋病温疟，泝泝然寒栗"中"泝泝然寒栗"之文，其"泝"字之义为"水逆流而上"，而"水逆流而上"之义与人体"寒栗"之证不相属，二者无必然联系，故知其"泝泝"二字乃"淅淅"之坏而又被后人误加其"丶"以致成为"泝泝"的。以医理校书，就是根据医学的规律看谬误，如《素问·刺禁论篇》所载"肝生于左，肺藏于右，心部于表，肾治于里，脾为之使，胃为之市，膈肓之上，中有父母，七节之傍，中有小心，从之有福，逆之有咎"中"七节之傍，中有小心"之文，其"节"字乃指人体"脊椎"

之"节"，而"七节之傍"部位，如从上向下顺数即为"膈俞"，从下向上逆数则为"命门"两侧之"肾俞"，按其与藏府相应的功能均与"心"之"藏神"不相类，不足以称为"小心"。从而知其"七"字乃"十"字之误，以"十""七"二字古形近同而易致误也。

理校法是校勘法中用以确定是非的标准，它能对古书所载的思想内容向人们提供一定的见解，有助于人们得到理解。但在运用这一方法时，如果稍有不慎，而出现了如陈垣先生所说的"卤莽灭裂"，势必会导致"以不误为误"而致书中"纠纷愈甚矣"。近些年来，我国在整理中医古籍中，确实取得了不少成绩，但是也出现了"卤莽灭裂"之象，如《灵枢·本输》所载"少阳属肾，肾上连肺，故将两藏"之文，《太素·本输》作"少阴属肾，肾上连肺，故将两藏矣"。《针灸甲乙经》卷一第三作"少阴属肾，上连肺，故将两藏"。很清楚，此三书所载，当以《针灸甲乙经》之文为正确。其"少阴"一词是主语，"属肾""上连肺"均是谓语和宾语，"故"字乃承接释词，指"少阴"。"将两藏"是"少阴"将"肾""肺"两藏。文通理顺，本无可疑，然《针灸甲乙经校释》却据《灵枢经》和《太素》之文而将《针灸甲乙经》中"上连肺"之上加一"肾"字，成为"肾上连肺"之句，其"肾"也是主语，使此段文字有了两个主语，则"故将两藏"之文遂无所的释，而于文理则难通矣！又如《素问·玉机真藏论篇》所载"帝曰：春脉太过与不及，其病皆何如？岐伯曰：太过则令人善忘，忽忽眩冒而巅疾……"之文，本未为误。《群经音辨》说"意昏曰忘"，其"忘"当读为"恍"，下接"忽忽眩冒"之文可证。然《黄帝内经素问校释》却根据不足，以为根据的王冰注语及新校正引《气交变大论》文而改"忘"字为"怒"，《针灸甲乙经校释》卷四第一上所载此文"忘"字亦被改作了"怒"，这就限定了"肝气实"只能病"善怒"一证，而抹杀了"肝气实"也还有病"善忘"一证的可能性，显然这是由于忽视了字义的诂训和未能考虑中医理论的全面知识的结果。

（"小心"究属何物，笔者另有长篇论述，此处不再重复）